🐎 Springer

肿瘤免疫治疗概要

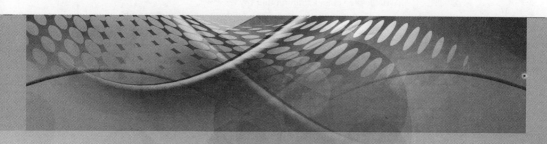

The Basics of Cancer Immunotherapy

〔美〕Haidong Dong
〔美〕Svetomir N. Markovic | 主编

殷保兵　彭　智 | 主译
钦伦秀　沈　琳 | 主审

北京科学技术出版社

著作权合同登记号　图字：01-2019-1895

图书在版编目（CIP）数据

肿瘤免疫治疗概要 /（美）海东·董（Haidong Dong），（美）斯韦托米尔·马尔科维奇（Svetomir N. Markovic）主编；殷保兵，彭智主译 . — 北京：北京科学技术出版社，2019.6（2020.1 重印）
书名原文 : The Basics of Cancer Immunotherapy
ISBN 978-7-5714-0275-4

Ⅰ . ①肿… Ⅱ . ①海… ②斯… ③殷… ④彭… Ⅲ . ①肿瘤免疫疗法－研究 Ⅳ . ① R730.51

中国版本图书馆 CIP 数据核字（2019）第 078528 号

肿瘤免疫治疗概要

主　　编：〔美〕Haidong Dong　〔美〕Svetomir N. Markovic
主　　译：殷保兵　彭　智
责任编辑：马丽平
责任校对：贾　荣
责任印制：吕　越
封面设计：申　彪
版式设计：创世禧图文
出 版 人：曾庆宇
出版发行：北京科学技术出版社
社　　址：北京西直门南大街 16 号
邮政编码：100035
电话传真：0086-10-66135495（总编室）
　　　　　0086-10-66113227（发行部）　0086-10-66161952（发行部传真）
电子信箱：bjkj@bjkjpress.com
网　　址：www.bkydw.cn
经　　销：新华书店
印　　刷：三河华骏印务包装有限公司
开　　本：720mm×1000mm　1/16
字　　数：210 千字
印　　张：12.25
版　　次：2019 年 6 月第 1 版
印　　次：2020 年 1 月第 2 次印刷
ISBN 978-7-5714-0275-4 / R·2627

定　　价：80.00 元

译者名单

主　译　殷保兵　彭　智

副主译　钟润波　高　松　朱文伟

主　审　钦伦秀　沈　琳

译　者（按姓氏笔画排序）

王海涛（天津医科大学第二附属医院）

朱文伟（复旦大学附属华山医院）

李一林（北京大学肿瘤医院）

李丹丹（中山大学肿瘤防治中心）

李清泉（复旦大学上海医学院）

陈　誉（福建医科大学附属肿瘤医院）

陈治宇（复旦大学附属肿瘤医院）

陈波斌（复旦大学附属华山医院）

范义辉（南通大学医学院）

金　容（北京大学医学部）

周　娜（青岛大学附属医院）

钟润波（上海市胸科医院）

侯和磊（青岛大学附属医院）

秦　毅（复旦大学附属肿瘤医院）

袁家佳（北京大学肿瘤医院）

殷保兵（复旦大学附属华山医院）

高　松（天津医科大学附属肿瘤医院）

曹　科（中南大学附属湘雅三医院）

康　惠（复旦大学附属华山医院）

彭　智（北京大学肿瘤医院）

序 言 一

2015 年，十八届五中全会明确提出了推进"健康中国"建设的任务。但到目前，我国距离"全民健康"还有一定距离，特别是在肿瘤治疗领域，还有太多需要解决的科学问题。

肿瘤免疫治疗是肿瘤治疗革命式的进步，相对于化疗药物和靶向药物，免疫治疗不仅仅带来了新的药物，更开辟了新的治疗思路。但是在当前的中国，谈癌色变、免疫神药的说法仍广泛存在。只有正确地认识肿瘤免疫治疗，才能避免过度使用或使用不足，从而进行精准诊治，使患者临床受益最大化。

精准医疗是医学发展的目标和要求，我国精准医学是以为人民群众提供更精准、高效的医疗健康服务为目标。免疫治疗尤其需要精准医疗。免疫治疗是一个新的治疗方式，由于与传统治疗方法的差异，带来了包括免疫治疗理论、疗效评价、分子标志物、不良反应、超进展、假进展等一系列尚未解决的问题，需要临床工作者在研究和临床应用中不断积累经验，真正实现治疗的精准性。

我国的医疗资源在一定程度上存在较大的城乡差异。只有让更多的医生认识免疫治疗的机制、不同瘤种治疗的差异，才有可能让更多的患者接受精准免疫治疗。同时，对于新的治疗方法、新的药物，不仅要求医生熟知它们的理论知识，临床适应证、不良反应，也需要患者和家属对这些知识有一定的了解，避免使用不足和滥用。医患携手，抗击肿瘤。

本书正是这样一本介绍肿瘤，介绍肿瘤免疫治疗的书。该书适合初入肿瘤治疗领域的学生、医生，肿瘤患者及其家属。

本书是在中国抗癌协会及肿瘤精准治疗专业委员会的指导下，肿瘤精准治疗委员会青年委员们通力协作下翻译完成的。作为肿瘤免疫治疗领域年轻的医生和科研工作者，他们除了完成繁重的本职工作之外，利用业余时间做专业的事情，精心完成了本书翻译。这不仅是为了精准免疫治疗的发展和应用，也体现了他们广阔的家国情怀，及承担作为优秀医生和科研工作者的社会责任。

最后，希望从事肿瘤治疗的医生们能够正确理解免疫治疗，也希望更多的患者和家属能够正确认识免疫治疗，使更多患者能够得到精准免疫治疗，实现"健康中国"的目标。

中国工程院院士
北京大学常务副校长、医学部主任
中国抗癌协会副理事长
中国抗癌协会肿瘤精准治疗委员会名誉主任委员
2019 年 5 月

序 言 二

　　从肿瘤的发生学上来说，肿瘤细胞是由正常细胞转变而来的，这种从"自己"到"非己"的过程往往会受到机体免疫系统的严密监视，被有效的免疫应答所清除。然而，肿瘤细胞能够利用多种机制和途径抑制免疫细胞的活性，阻断免疫细胞对肿瘤细胞的识别和杀伤，甚至"驯化"免疫系统来促进肿瘤细胞的生长和转移，使肿瘤微环境中的免疫系统处于耐受状态。

　　早在一个多世纪前，美国骨科医生威廉·科利（William Coley）用酿脓链球菌感染肿瘤患者的肿瘤组织，被认为是肿瘤免疫治疗理念的雏形。后来，随着化学治疗、放射治疗等疗法的相继出现，再加上免疫治疗的疗效不稳定，且对其疗效的评估标准一直有争议，使其渐渐淡出了人们的视野。

　　进入 21 世纪后，随着肿瘤学、免疫学以及分子生物学等相关学科的不断发展和交叉渗透，肿瘤免疫治疗的理论基础和临床研究均得到了迅猛发展，为抗肿瘤治疗模式带来了革命性的改变。其中最值得关注的就是肿瘤免疫检查点（PD-1、CTLA-4）抑制剂的开发和应用，使得肿瘤免疫治疗又重新成为关注热点。肿瘤免疫治疗在 2013 年被《科学》杂志评为年度最重要的科学突破，2016 年美国临床肿瘤学会将免疫治疗评为 2015 年肿瘤研究领域的最大进展。2018 年诺贝尔生理学 / 医学奖授予了美国的詹姆斯·艾利森（James Allison）与日本的本庶佑（Tasuku Honjo），以表彰他们在免疫治疗，特别是在免疫检测点抑制剂开发中所做出的杰出贡献。肿瘤免疫治疗已经成为继手术、放射治疗和化学治疗之后又一种重要的抗肿瘤治疗手段，成为攻克恶性肿瘤的新希望，被普遍认为是肿瘤治疗史上的里程碑之一。

迄今为止，肿瘤免疫治疗的三大领域包括免疫检查点抑制剂、细胞免疫治疗和肿瘤疫苗。其中，以 CAR -T 为代表的细胞免疫治疗在血液肿瘤中取得了高达 90% 的完全缓解率；以免疫检查点抑制剂 PD-1/PD-L1 抗体为代表的免疫治疗在黑色素瘤、淋巴瘤、非小细胞肺癌中取得了良好的效果，并被 FDA 批准用于恶性黑色素瘤、肺癌、头颈癌、膀胱癌、肾癌和霍奇金淋巴瘤等多种肿瘤的临床治疗。尽管如此，肿瘤的免疫治疗领域仍然存在许多尚未解决的问题。如免疫治疗缺乏个体化疗效预测靶点；免疫治疗的主力军 T 淋巴细胞普遍存在活力下降、免疫耐受、功能耗竭；部分患者在使用免疫治疗后出现"假性进展"和"超级进展"等临床相关现象；另外，CAR-T 在杀灭肿瘤细胞的同时，可通过瀑布效应产生大量炎性因子，引发"细胞因子风暴"等危及患者生命的问题，仍有待进一步改善。

针对肿瘤免疫治疗领域的发展现状及所面临的前沿和热点问题，由我国肿瘤学中青年专家殷保兵、彭智教授带领十余位肿瘤领域的青年专家、学者在繁忙的工作之余合作翻译了《肿瘤免疫治疗概要》一书。本书从肿瘤免疫治疗的基本原理出发，系统地回顾了各种肿瘤免疫治疗的最新进展，具有较强的专业性和时效性。本书言简意赅，又紧跟国际肿瘤免疫治疗的热点与难点，是一本不可多得的好书。

钦伦秀　　　　　　　　　沈琳

复旦大学附属华山医院　　北京大学肿瘤医院

复旦大学肿瘤转移研究所　北京市肿瘤防治研究所

2019 年 5 月

致 谢

在此我们对肿瘤免疫治疗领域的先锋——前辈和同行们表示无限感激，并将本书献给与我们并肩作战的肿瘤患者和他们的家人们。同时特别感谢美国国立卫生研究院、美国癌症研究所和梅奥基金会对我们研究的支持。感谢 Khalid Jazieh 医生，对本书每一章节细致的修订，以及图表和封面的设计所付出的努力。由于本书篇幅的限制，我们无法将所有优秀的临床试验和研究收集起来，对此我们表示深深的歉意。

Haidong Dong

Svetomir N. Markovic

目 录

第 3 章　黑色素瘤的免疫治疗

第 4 章　免疫检查点抑制剂在肺癌中的应用

第 5 章　泌尿生殖系统恶性肿瘤

第6章　淋巴瘤的新一代免疫治疗：检查点抑制、嵌合抗原受体 T 细胞和展望

第7章　免疫治疗联合肿瘤传统疗法

第8章　其他恶性肿瘤的免疫治疗

第9章　免疫检查点抑制剂治疗免疫相关不良事件的管理

177　第10章　患者须知

178　索　引

第1章　肿瘤免疫治疗概述

Haidong Dong

人为什么会得癌症？

癌症是一种由肿瘤细胞不受控的异常生长造成的疾病。肿瘤细胞可在人体内的一个或同时多个部位，甚至整个血液系统大量异常增殖。根据有记载的文献表明，3000年前的埃及就观察到了人类癌症，但探索癌症发生原因的过程还远没有结束。遗传和环境因素（如紫外线辐射、污染等）是导致人类患癌症的主要原因，但最近的一份研究表明，遗传物质（基因组）在复制过程中的随机错误在癌症发生中起着关键的作用（Tomasetti等，2017）。基因组错误发生后，有些会对人体有害，而有些可能没有什么坏的影响，但细胞将携带这些基因组错误并遗传下去。有些基因组错误或突变（改变）能将正常细胞转变成肿瘤细胞。基因组复制时随机产生的错误会占到肿瘤细胞内所有突变的2/3（Greenman等，2007）。在早期肺癌中，肿瘤细胞和其他正常细胞看着好像没有什么大的不同，但是它们的行为可能已经不一样了，如开始进行持续的增殖（分裂）和消耗更多的营养（高代谢）。和正常细胞不一样，肿瘤细胞摆脱了限制它们增殖的机制，导致不受控的异常增殖，直到它们占据整个身体。由于导致肿瘤发生的基因组错误是随机发生的，因此，在基因组层面，很多肿瘤几乎无法预测也无法预防。然而，并不是所有突变或错误都可以导致癌症。我们的身体内，同时存在细胞内和细胞外的系统来监视我们体内的细胞是否发生异常。如果所有的监视系统都失去了监视、清除肿瘤的能力，肿瘤细胞会无限扩增，并向人体的其他部位进行扩散，如果不进行治疗或处理，最终会导致机体死亡。

细胞内的检查系统主要由抑癌基因组成，这些抑癌基因抑制突变细胞的发育和生长，这一过程被称为"程序性细胞死亡"。在这个过程中，一些酶会被激活并切断细胞内的遗传物质，从而阻止细胞的增殖和存活。原则上，如果细胞检测到无法修复的突变，细胞就会进入程序性死亡过程。如果肿瘤细胞逃避了这种细胞内检查系统，它们将面临细胞外的检查系统，即身体的免疫系统。我们的免疫系统已经发展到几乎能检测出细胞的任何微小改变。免疫细胞有特殊的"眼睛"去识别相邻细胞中的任何细微改变。免疫细胞的"眼睛"主要是指免疫细胞表达的受体，这些受体可以特异性地识别细胞的异常改变，并进一步激活免疫细胞来清除肿瘤细胞。通常来说，这些所识别的异常改变主要是指肿瘤细胞表达了和正常细胞不一样的蛋白（细胞结构和功能分子）。在一般情况下，由于肿瘤细胞编码蛋白的基因组发生改变，会携带大量异常的蛋白。由于编码蛋白的基因组中的错误，或者由于细胞成熟后应该终止的一些蛋白不受控制地表达，癌细胞通常含有许多改变的和异常的蛋白。有些环境因素也会导致基因组改变而表达异常蛋白。当我们的免疫细胞检查到这些肿瘤细胞表面的异常蛋白后，会识别这些异常蛋白并激活免疫细胞，最终将肿瘤细胞杀死。只要我们的免疫系统能够识别这些肿瘤细胞的异常改变，肿瘤细胞就不能大量扩增并进一步导致癌症。因此，可以这么认为，癌症其实是肿瘤细胞逃避人体的免疫系统后，无限增殖造成的。

免疫系统是如何防止癌症发生的？

大多数人体内也许都有肿瘤细胞，但绝大多数不会发展成癌症。我们的免疫系统能阻止随机生成的肿瘤细胞发展成癌症。应用动物模型，这种推断已经基本得到验证。由此衍生出了"免疫监视"的理论。至少有 4 方面的证据支持这种理论，就是说我们的免疫系统确实能对肿瘤细胞产生防御反应。第一，有遗传性免疫系统缺陷的患者比那些免疫系统正常的人有更高的癌症发病率。第二，为了避免移植排斥而服用免疫抑制药物的人比有正常免疫功能的人癌症发病率更高。第三，由于免疫系统对癌症的反应，一些癌症患者有"肿瘤伴随综合征"表现。例如，肺癌患者有可能会患中枢神经系统疾病，原因是免疫反应针对的肺癌中的一些蛋白也可以在中枢神经系统表达。这一现象证明人体内确实存在抗肿瘤免疫反应，只要正常组织也表达肿瘤细胞的部分抗原，免疫反应就会攻击这些正常组织。最后但同样重要的是，最近几年免疫治疗已经成功被用于治疗一些癌症。免疫治疗的原理是促进免疫系统发现和破坏肿瘤细胞，而不是使用药物直接杀伤肿瘤细胞。免疫治疗成功的案例直接表明，我们体内确实存在内源性的抗肿瘤免疫反应，但有时这些免疫反应未能发挥应有的功能。但是，一旦人为地过度激活免疫系统，抗肿瘤免疫反应依然能很好地完成它们的工作，清除肿瘤细胞。

免疫反应的两种类型

免疫反应有两种类型，这两种类型在抗原识别特异性和反应速度上有本质区别。一种是固有免疫反应，固有免疫对识别抗原没有特异性，但它们可以在第一时间进行快速反应。固有免疫细胞主要包括巨噬细胞和自然杀伤细胞（natural killer cell，NK 细胞）。它们通过识别靶细胞或病原体上表达的一些通用分子来发挥功能。

第二种免疫反应是适应性免疫反应。适应性免疫细胞在识别抗原时具有非常强的特异性，但是由于它们需要时间进行扩增，然后才能分泌大量杀伤因子，所以反应比较缓慢。适应性免疫细胞主要包括 T 细胞和 B 细胞，也称为 T 淋巴细胞和 B 淋巴细胞（因为最初它们是在淋巴结中被发现的）。T 细胞中的"T"是指这些细胞在胸腺中发育，B 细胞中的"B"是指这些细胞在骨髓里发育。它们识别靶细胞或病原体时具有非常强的特异性，因为它们有特殊的"眼睛"，就是表达在它们表面的各种受体，这些受体只能识别与它们特异性对应的抗原。抗原是指蛋白分子或其他任何物质，抗原能激活免疫细胞释放抗体（能和抗原特异性结合的蛋白）或攻击性分子。适应性免疫反应的特异性极其精细，因此它们可以识别蛋白的任何微小改变。为了能保证识别所有的蛋白改变和所有的病原体，人体内有 3000 亿个 T 细胞和 30 亿个 B 细胞。在正常情况下，对抗单一抗原，人体内只有少量特异性 T 细胞。但一旦这些少量特异性 T 细胞被抗原刺激后，它们会扩增出成千上万个。尽管我们看不见 T 细胞增殖的具体过程，但我们可以感受到这个过程。当你感觉感染后体内淋巴结肿大时，就表明体内上百万的免疫细胞已经增殖了。

肿瘤固有免疫

如上文所说，固有免疫反应较快，但不具有抗原特异性。目前固有免疫细胞识别肿瘤细胞的具体机制还不完全清楚，但一旦被环境激活后，它们确实能杀死肿瘤细胞。巨噬细胞和 NK 细胞是两种主要的能杀伤肿瘤细胞的固有免疫细胞。其他一些固有免疫细胞虽然不能直接杀死肿瘤细胞，但是可以将肿瘤细胞表达的蛋白提呈给其他免疫细胞，引导其他免疫细胞杀伤肿瘤细胞。例如，固有免疫细胞之一的树突状细胞（dendritic cells，DCs）能提呈肿瘤蛋白给适应性免疫细胞（像 T 细胞），帮助激活 T 细胞免疫反应进而攻击肿瘤细胞。因此，树突状细胞是连接固有免疫系统和适应性免疫系统的桥梁。

巨噬细胞是巨大的吞噬细胞，存在于我们身体的大部分组织中，负责清除死细胞和病原体。被周围环境的信号（如细菌、病毒和死细胞释放的物质）激活后，巨噬细胞可深入肿瘤组织，通过产生毒性氧衍生物（活性氧中间体）和肿瘤坏死因子（tumor necrosis factor，TNF）来杀伤肿瘤细胞，或直接将肿瘤细胞吃掉（称为吞噬）。为了不被巨噬细胞吞噬，一些肿瘤细胞表达"不要吃我"的信号分子去愚弄巨噬细胞，进而逃避被它们清除。最近，已有公司开发出了几种阻断肿瘤细胞"不要吃我"分子的药物。CD47 是一个常见的表达在肿瘤细胞表面的"不要吃我"分子。肿瘤细胞表面的 CD 47 分子与巨噬细胞表面的信号调节蛋白 α（signal-regulatory protein alpha，SIRP-α）相互作用，SIRP-α 抑制巨噬细胞的吞噬功能。由于 CD47 与 SIRP-α 的结合抑制了巨噬细胞的吞噬作用，阻断 CD 47 有可能增强巨噬细胞对肿瘤细胞的"吞噬"作用（Tseng 等，2013）。尽管巨噬细胞是"肿瘤"吞噬细胞，但是肿瘤细胞可以进化出一种逃避它们的方式。最近，一些能帮助巨噬细胞吞噬肿瘤细胞的药物（如 CD47 抗体）已经在进行临床试验。

NK 细胞是血液系统中的循环固有免疫细胞，被认为是最早对血液内转移性肿瘤细胞产生防御的细胞。要想 NK 细胞能识别肿瘤细胞，肿瘤细胞必须要有和正常细胞不一样的地方，比如肿瘤细胞表达一些正常细胞不表达的分子或丢失一些正常细胞表达的分子。NK 细胞被称为自然杀伤细胞，它们不需要用特异性抗原来"训练"就能被激活。它们对靶细胞的应答是通过寻找细胞表面是否有什么成分"缺失"而进行的。从中可以看出，NK 细胞帮助人体清除了许多组织内的早期癌细胞，并清除了很多转移到血液中的癌细胞，因为血液里有大量 NK 细胞。转移瘤患者的 NK 细胞活性通常有异常，并且低 NK 细胞活性水平可以作为肿瘤是否发生转移的预测指标。有意思的是，最近研究发现，有些 NK 细胞可能有记忆功能，能记住它们以前识别过的肿瘤细胞和病原体的信息。但是 NK 细胞介导的抗肿瘤免疫存在一定局限性。首先，NK 细胞仅仅能检测到"缺失"了正常细胞标记分子的肿瘤细胞；第二，NK 细胞在血液中的数量有限，大约只占到总淋巴细胞的 10%。另外，像逃避巨噬细胞吞噬的机制一样，肿瘤细胞能通过表达免疫抑制分子去抑制 NK 细胞功能而避免被 NK 细胞攻击。为了提高 NK 细胞的功能，细胞因子白细胞介素 -2 已经被用于激活 NK 细胞以促进其大量增殖。

肿瘤适应性免疫

与固有免疫相比，适应性免疫反应较慢，但对抗原具有特异性，并具有记忆功能（可提供终身保护）。由于适应性免疫细胞能记住曾经遇到过的抗原，所以当它们再次遇到相同的抗原时，它们对抗原的反应要快得多。这一过程称为"免疫记忆"，是保护性免疫疫苗的理论基础。适应性免疫细胞是个"近视眼"，它们需要非常密切的细胞间接触，才能清楚地、特异地"看到"和识别目标细胞上的抗原。为了记住它们识别过的抗原，适应性免疫细胞需要专业的抗原提呈细胞（antigen-presenting cells，APCs）来"训练"它们如何识别抗原、如何对目标进行有效的反应。树突状细胞是一种专业的抗原提呈细胞。之所以被称为树突状细胞，是因为它们有很多突起可以延伸到周围的组织，捕捉病原体或肿瘤释放的蛋白，但它们不能像巨噬细胞那样吞噬整个细胞。一旦捕捉到蛋白（抗原），它们就会将这些抗原吞噬到细胞内，并利用酶来降解和"消化"它们，然后利用抗原提呈结构将这些抗原"呈现"给别的免疫细胞。这些抗原提呈结构被称为主要组织相容性复合体（the major histocompatibility complex，MHC），它是细胞表面的一组蛋白复合物，包含了一个用来容纳抗原的"口袋"样结构。主要组织相容性复合体的主要功能是将抗原"呈现"在细胞表面，供合适的 T 细胞识别（图 1.1）。因此，MHC 就像一个测量仪器，测量细胞内是否有肿瘤抗原，帮助免疫细胞对这些抗原进行免疫应答。

适应性免疫又可以分为两种类型：由 T 细胞介导的细胞免疫和由 B

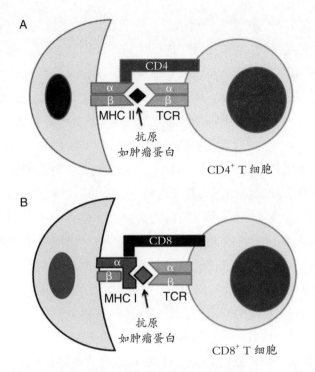

图 1.1　肿瘤抗原可以通过 MHC II 类分子提呈给 CD4⁺T 细胞，也可以通过 MHC I 类分子提呈给 CD8⁺T 细胞，通过激活 T 细胞受体 (T cell receptor, TCR) 产生获得性免疫反应

细胞介导的体液免疫。T 细胞可以进一步分为 CD8 阳性（CD8⁺）T 细胞和 CD4 阳性（CD4⁺）T 细胞。CD8⁺ T 细胞又被称为细胞毒性 T 淋巴细胞（Cytotoxic T lymphocytes，CTLs）。它们是肿瘤细胞的主要杀手，因为它们可以区分肿瘤细胞和正常细胞，并直接将肿瘤细胞杀死。

细胞毒性 T 淋巴细胞通过快速但精细控制的过程，依赖细胞间接触直接杀死癌细胞。它们首先在肿瘤细胞上打孔，然后注入能溶解肿瘤细胞内部物质的酶。一些注入的酶可以将遗传物质切成非常小的片段，使肿瘤细胞死亡，又称为凋亡（这个词来源于希腊语，意思是细胞摔成碎片）。至于 CD4⁺ T 细胞，它们的主要功能是产生可溶性蛋白分子（被称为细胞因子）。这些细胞因子是 CD4⁺ T 细胞在免疫应答过程中调控或帮助其他免疫细胞发挥功能的分子。有一部分细胞因子被称为白细胞介素（interleukins，

ILs），因为它们在白细胞间传递信息。由于 CD4$^+$ T 细胞通过分泌细胞因子来帮助其他免疫细胞，所以又称为辅助性 T 细胞（T helper cells，Th）。根据产生的细胞因子不同，辅助性 T 细胞又可以分成不同的亚类，如 Th1、Th2、Th17 等。在这些辅助性 T 细胞亚群中，Th1 细胞在抑制肿瘤细胞生长中起着关键作用，因为 Th1 细胞可产生一种叫作干扰素（interferon，IFN）的细胞因子，可以抑制肿瘤细胞的生长。少数 CD4$^+$ T 细胞和细胞毒性 T 淋巴细胞一样，具有细胞杀伤功能，能直接杀伤肿瘤细胞。

为了杀死肿瘤细胞而不累及正常细胞，T 细胞需要特异性地区分肿瘤细胞和正常细胞。它们之所以能做到这一点，是因为肿瘤细胞与正常细胞不同，它们表达独特的肿瘤抗原，这些肿瘤抗原能被 T 细胞识别而引发免疫反应。人们用了很长时间才发现肿瘤抗原，因为和刚开始的设想不一样，肿瘤抗原是包埋在 MHC 分子内的，而不是直接表达在肿瘤细胞表面。Boon 博士和他的同事们，首先在黑色素瘤中发现了肿瘤抗原（van der Bruggen 等，1991）。他们研究出了一种能将 MHC 口袋里的蛋白片段（又称为多肽）洗脱出来的方法。MHC 可以分成两种，MHC Ⅰ类分子和 MHC Ⅱ类分子，MHC Ⅰ类分子主要将抗原提呈给 CD8$^+$ 细胞，而 MHC Ⅱ类分子主要将抗原提呈给 CD4$^+$ 细胞，MHC Ⅰ类分子的表达非常广泛，几乎可以表达在任何人体细胞上。但 MHC Ⅱ类分子的表达非常特异，主要表达在一些免疫细胞上，如巨噬细胞和淋巴细胞。MHC 提呈的抗原被 T 细胞表达的 T 细胞受体识别。一个 T 细胞只能表达一种 T 细胞受体并且只能识别一种抗原。

与 T 细胞不同，B 细胞不直接杀死肿瘤细胞，而是产生攻击分子（又叫抗体）。这些抗体就像"捕猎者"一样，能够捕捉目标抗原。根据功能和化学结构的不同，抗体又可以分为 5 类，为 IgG、IgM、IgA、IgD 和 IgE。IgG 是抗体的主要类型，可以穿过胎盘为胎儿提供免疫保护。IgM 是人体内最大的抗体。IgA 可以被释放到肠道中来对抗消化系统的感染。IgE 是控制寄生虫感染的主要抗体，但异常激活也会引起过敏。IgD 的功能类似于 B 细胞受体，用来激活 B 细胞。一种抗体只能和一种抗原结合。一旦抗体与抗原结合，它们要么阻断这个靶分子的功能，要么引导其他免疫细胞（如巨噬细胞和自然杀伤细胞）杀死表达抗原的靶细胞，这一过程称为抗体依赖的细胞介导的细胞毒性作用（antibody-dependent cell mediated cytotoxicity，ADCC）。抗体依赖的细胞介导的细胞毒性作用在肿瘤治疗中，特别是血液肿瘤中，起着关键作用。

免疫系统的高效性源于免疫系统的多样性

由于一个免疫细胞（T 细胞或 B 细胞）只能识别抗原的一小部分，而且只有少数细胞具有这种特异性，因此免疫系统对任何异常的蛋白或病原体的反应应该是非常微弱的。为了提高效率但又不影响特异性，免疫系统被赋予了强大的多样性。这种多样性主要在遗传水平实现，目的是产生一系列不同种类的受体或抗体来识别不同的抗原，以及用不同的主要组织相容性复合体来提呈不同的抗原。根据基因排列，单个细胞至少可以产生 12 种不同的主要组织相容性复合体，这些主要组织相容性复合体至少提呈 12 种不同的抗原表位。抗原表位是能被 T 细胞识别的最小的抗原部分。例如，如果一个细胞被一个病原体（如病毒）感染了，这个被感染的细胞可以提呈至少 12 种病毒表位。因此，至少有 12 种 T 细胞受体可以识别这些表位，来共同清除受感染的细胞，从而阻止感染的进一步发展。再如，以肿瘤细胞为例，如果一个肿瘤细胞有两种肿瘤抗原，那么该肿瘤细胞至少可以出现 24 种抗原表位，从而激活 24 种 T 细胞。虽然一种 T 细胞就足以杀死肿瘤细胞，如果我们有 12 种或 24 种 T 细胞就能保证有足够多的 T 细胞来杀死肿瘤细胞。因此，免疫系统的多样性是免疫系统维持高效性的重要机制，而且这种机制又能完美地保证免疫细胞的特异性。

为什么免疫系统不能有效控制肿瘤细胞？

如果免疫系统有能力保护我们远离肿瘤，为什么有些人会患肿瘤？研究发现，在许多肿瘤患者中，组织内的肿瘤细胞被大量免疫细胞包围，或是在血液里，肿瘤细胞与免疫细胞共存。尽管如此，他们的癌症仍在继续发展最终扩散到全身。50 多年前，Ingegerd 和 Karl Erik Hellström 两位免疫学家就首次描述了这个现象，并将这个现象称为赫尔斯特罗姆悖论

（Hellstrom 等，1968）。在过去的几十年里，科学家一直试图通过增加免疫细胞来攻击肿瘤，因为学界一直认为，肿瘤的发生是由于没有足够多的免疫细胞去清除肿瘤细胞。直到最近，科学家们才意识到，即使有大量能够杀伤肿瘤细胞的免疫细胞，在肿瘤部位，这些免疫细胞要么被肿瘤细胞杀死，要么功能被肿瘤细胞抑制。肿瘤细胞具有极强的反击能力，它们在肿瘤边缘形成了强大的保护层，使很多肿瘤疫苗或转输到体内的 T 细胞不能发挥抑制肿瘤的功能。肿瘤细胞表面 B7-H1 分子或称 PD-L1 的发现为理解肿瘤的免疫逃逸提供了新的切入点（Dong 等，2002）。肿瘤细胞通过表达 B7-H1（PD-L1）分子来抑制免疫系统对其进行的攻击，因此阻断 PD-L1 的功能可以恢复免疫系统对肿瘤的杀伤能力（Dong 和 Chen，2003；Iwai 等，2002）。PD-L1 和其他免疫调节分子如 CTLA-4、PD-1、B7-DC/PD-L2 等被称为"免疫检查点分子"，这些分子因在不同的节点限制免疫反应而得名。因此，免疫检查点阻断治疗通过解除检查点屏障来恢复免疫系统清除肿瘤细胞的功能（Pardoll，2012；Korman 等，2006）。免疫检查点阻断治疗的成功也告诉我们，只要有正确的工具，肿瘤细胞对免疫系统的抑制是可逆的。在接下来的章节中，您将了解免疫系统是如何被精细调节的，肿瘤细胞是如何破坏人体自我保护机制使其免受免疫细胞的攻击，以及根据这些新发现发展出的新的治疗肿瘤的策略。

免疫系统的自我检查与平衡

虽然免疫系统的多样性保护我们免受病原体感染或肿瘤细胞的侵袭，但如果免疫系统失去控制，对我们体内的任何变化都做出反应，我们也会面临被自身免疫系统攻击的巨大风险。为了避免免疫系统的过度激活，一组检查点分子被放置在各个关键节点，用来检查和平衡免疫反应。

免疫细胞活化是指免疫细胞增多，产生影响靶细胞命运的分子。激活免疫细胞也并非易事，只有特定的抗原才能触发免疫细胞的受体，这些特定的抗原就像用来启动汽车引擎的特定钥匙一样。单靠抗原刺激通常无法充分激活 T 细胞，就像汽车只是在发动机打开时不能跑得很快一样。为了使汽车跑得更快，我们需要踩下加速踏板以便给发动机注入更多的汽油。免疫细胞的加速器称为共刺激信号。免疫细胞需要共刺激信号才能充分被激活。为了安全，我们还需要一个刹车系统来控制汽车的速度或运动。免疫细胞上的制动系统称为免疫检查点分子。开车时，为了能顺利、安全地到达目的地，我们需要根据周围的情况使用油门和脚刹来控制速度。在免疫应答过程中，为了能高效地清除感染细胞或肿瘤细胞，免疫细胞需要持续接收共刺激信号和检查点信号并根据实际情况控制免疫反应的强度，做到清除有害细胞但不杀伤自身正常细胞。

肿瘤细胞逃避免疫攻击的机制

首先，肿瘤细胞会尽最大努力躲过免疫系统的识别。因为由 MHC 提呈的肿瘤抗原能够将肿瘤细胞暴露给免疫系统，很多肿瘤细胞下调或关闭 MHC 的表达或者直接下调肿瘤抗原的产生。肿瘤细胞累积了大量 MHC 分子的突变，阻止 MHC 分子的正常表达，使 MHC 提呈肿瘤抗原的能力下降。除了 MHC 外，肿瘤细胞还会关闭在细胞内产生肿瘤抗原的相关细胞器。

肿瘤细胞充分利用了免疫系统中自身存在的刹车系统。肿瘤细胞会表达免疫检查点分子，以此来减少免疫系统的攻击。其中，最重要的免疫检查点分子叫 B7-H1，这个分子是 1998 年在梅奥医学中心被发现的（Dong 等，1999）。在 2000 年，B7-H1 被重新命名为 PD-L1，因为发现它是 PD-1 的配体（Freeman 等，2000）。PD-1 是 1992 年发现的又一个在免疫系统中发挥重要作用的分子（Ishida 等，1992）。表达 PD-1 的活化的免疫细胞到达肿瘤部位后，其表达的 PD-1 与表达在肿瘤细胞表面的 PD-L1 进行接触和反应。PD-1 被 PD-L1 激活后，会向活化的免疫细胞内传递信号，使免疫细胞死亡或失去免疫反应的能力（Dong 等，2002；Iwai 等，2002）。这就是 PD-1 的名字的来源——程序性细胞死亡蛋白 -1。

基于以上理论和发现，伴有 PD-L1 高表达的肾癌、肺癌、卵巢癌或其他癌症的患者预示着低生存率（Thompson 等，2006）。所以，利用抗体阻断 PD-1 和 PD-L1 的相互作用能够恢复免疫细胞的抗肿瘤作用。最近，美国食品药品监督管理局（FDA）批准了 2 种 PD-1 和 3 种 PD-L1 抗体药物用于治疗多种肿瘤。值得注意的是，这些药物都是特异性抗 PD-1 或 PD-L1 的。一旦这些抗体被注射到患者的血液中，就会与 T 细胞上的

PD-1 或者肿瘤细胞上的 PD-L1 结合。一旦这些分子与合适的抗体相结合，PD-1 和 PD-L1 的相互作用就会被阻断，T 细胞上的 PD-1 就不会被激活，T 细胞也不会被抑制，进而 T 细胞就可以发挥抗肿瘤的效应（图 1.2）。

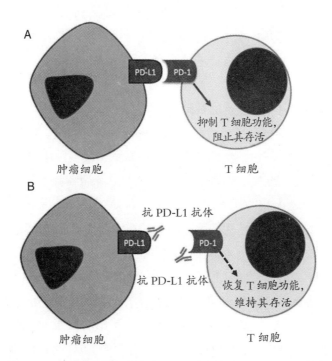

图 1.2　A. 肿瘤细胞表达的 PD-L1 通过激活 PD-1 分子，抑制 T 细胞的功能并导致 T 细胞死亡。B. 用 PD-1 或 PD-L1 抗体，可以阻止肿瘤细胞对 T 细胞的抑制作用，使 T 细胞激活杀伤肿瘤细胞

　　在免疫细胞进入肿瘤部位之前，它们的功能也会受到距离肿瘤较近的淋巴结的调节。另一个免疫检查点分子是细胞毒性 T 淋巴细胞相关抗原 -4（cytotoxic T lymphocyte antigen-4，CTLA-4），CTLA-4 同样在活化的 T 细胞内表达，它为 T 细胞激活提供负反馈信号。为了释放淋巴结内的抗肿瘤 T 细胞免疫，CTLA-4 抗体成为免疫检查点阻断治疗的第一个方案（Leach 等，1996）。CTLA-4 不仅调节抗肿瘤免疫反应细胞，而且调节淋巴结内的自身反应性免疫细胞。因此，全身性使用 CTLA-4 抗体，会增加自身免疫反应发生的机会，而且有些自身免疫反应是致命的。在应用免疫检查点阻断治疗时，无论是用 PD-1/PD-L1 还是 CTLA-4 抗体，都要特别谨慎，要

随时监测患者的免疫反应，从而避免或阻止自身免疫反应的发生，这些自身免疫反应也叫作自身毒性反应。

除了这些免疫检查点分子，肿瘤细胞还会邀请它们的"朋友"帮助逃脱免疫攻击。肿瘤细胞会吸引髓源性免疫抑制细胞（myeloid-derived suppressor cells，MDSCs）来降低肿瘤部位的免疫反应或肿瘤组织附近的淋巴结内的免疫反应。髓源性免疫抑制细胞是处于骨髓细胞向抗原提呈细胞发育的中间体，但它们正常的发育过程被肿瘤细胞破坏，肿瘤细胞招募它们用来减轻免疫攻击（Bunt 等，2006）。肿瘤部位和淋巴结内还有另一种类型的 T 细胞，称调节性 T 细胞（regulatory T cells，Treg），它可以帮助肿瘤细胞抑制免疫反应（Curiel 等，2004；Casares 等，2003）。调节性 T 细胞能够和抗肿瘤免疫细胞竞争营养物质，抑制其抗肿瘤的功能，或者直接降低抗肿瘤 T 细胞的活力。

肿瘤细胞会主动释放一些可溶性分子，创造一个对免疫细胞不利的环境。它们会产生血管内皮生长因子（vascular endothelial grouth foutor，VEGF），不仅促进血管生成，为自身提供营养，而且抑制了抗原提呈细胞的功能，避免自身的抗原物质暴露在外面而被免疫系统识别出来。它们也能够释放细胞因子（如 TGF-β，IL-10 等）可以直接抑制免疫细胞的功能和活性。正如我们所知，免疫细胞需要大量的能量来完成工作，为了干扰这一点，肿瘤组织可产生一种叫作吲哚胺 2,3- 双加氧酶（indoleamine 2,3-dioxgenenase，IDO）的酶。该酶会帮助肿瘤细胞从所处的环境中大量摄取更多的必需氨基酸如色氨酸，这样会导致肿瘤微环境中的色氨酸水平急剧下降，而色氨酸对于免疫细胞是必需的。当缺少色氨酸供给时，免疫细胞也失去了对肿瘤细胞的杀伤作用。为了阻止这种情况的发生，阻断 IDO 的药物已经被测试是否可以作为一种癌症免疫治疗的药物（Friberg 等，2002）。

利用免疫系统对抗肿瘤的策略

肿瘤免疫治疗通过调控免疫系统来达到控制肿瘤的目的，所以肿瘤免疫治疗的直接靶点是免疫细胞而不是肿瘤细胞。肿瘤免疫治疗的目的是恢复或增强免疫细胞识别和消除肿瘤细胞的能力，其治疗效果取决于诱导出的免疫细胞消除肿瘤细胞的能力。虽然期望免疫系统清除大块的肿瘤组织并不是很合理，但减轻肿瘤的负担也许会增加肿瘤免疫治疗成功的机会。一个理想的状态是，通过合适的刺激，产生足够数量的肿瘤特异性 T 细胞，这些 T 细胞能进入肿瘤组织，释放细胞杀伤性酶（如颗粒酶 B）或细胞因子（TNF-α 或 IFN-γ）来消除肿瘤细胞。由于肿瘤细胞会表达 PD-L1来抑制这个过程（Dong 和 Chen，2003），因此需要抑制 PD-L1 的功能来全面激活肿瘤特异性免疫。成功的免疫反应会进一步激活下一轮免疫反应，原因是死亡的肿瘤细胞会释放更多的肿瘤特异性抗原。这个过程被称作肿瘤 – 免疫级联反应（Chen 和 Mellman，2013），它描述了 T 细胞介导的肿瘤免疫反应的级联步骤，包括免疫细胞的活化、免疫细胞的扩增和免疫细胞发挥功能。

通过改善抗原提呈激活更多免疫细胞

通过激活免疫系统使肿瘤患者获益，对这个课题的研究已经超过了 100 年。Coley 博士是用死细菌治疗肿瘤患者的第一位临床医生（Coley，1906）。他认为，由病原体引起的强烈的免疫反应能治愈感染性疾病的同时也能治愈肿瘤。因此被称作 Coley 毒素的死细菌最开始被用于激活免疫系统来治疗人类肿瘤。大多数用 Coley 毒素治疗肿瘤的临床试验都失败了，但是有几例患者的肿瘤确实有缩小。从他开创性的肿瘤免疫治疗方法中，免疫学家们认识到 Coley 毒素的免疫激活的能力，并开始分析 Coley 毒素中到底是什么成分能有如此强的免疫激活能力从而开发成免疫佐剂来增强免疫系统的功能。这些佐剂也被开发成肿瘤疫苗激发肿瘤特异性免疫。例如，灭活的引起结核病的细菌即卡介苗（Bacille Calmette-Guérin，BCG）已成功地用于治疗人类膀胱癌。卡介苗用于诱导炎性细胞因子的产生，以提高死亡肿瘤细胞的肿瘤抗原提呈效率。

一些已经确定的肿瘤抗原或被辐射过的肿瘤细胞可结合一些强功效的佐剂，像卡介苗一样抑制肿瘤的生长。很多人类肿瘤抗原是正常的、未突变的蛋白，这些蛋白在肿瘤内异常表达。例如，gp100 和 MART-1 都是人类黑色素瘤的肿瘤抗原，主要由黑色素瘤细胞而不是正常细胞表达。它们是真正的肿瘤抗原，因为它们可以引发免疫反应来消除黑色素瘤细胞。然而这些抗原需要专门的抗原提呈细胞来将其提呈给免疫细胞。基于这一原理，树突状细胞（dendritic cell，DC）治疗肿瘤的方法产生了，用树突状细胞作为 APC 来提呈肿瘤疫苗。树突状细胞可以从肿瘤患者的血液中分离出来，然后和肿瘤疫苗进行混合，再回输到患者体内。目前 DC 治疗的程序还比较复杂，而且价格比较昂贵，但可以与其他免疫治疗方法联合使用进行简化。除将肿瘤抗原做成疫苗外，病毒也已经作为一种新的肿瘤治疗方法被应用于临床了。那些能够攻击肿瘤细胞并使它们死亡的被称作溶瘤病毒的病毒，已经被选择用于肿瘤治疗。溶瘤病毒不仅能直接消除被感染的肿瘤细胞，还能释放炎症介质和肿瘤抗原，从而激活抗肿瘤免疫。

促进免疫细胞的扩增和分化

免疫细胞被肿瘤抗原激活后，T 细胞进入肿瘤部位之前或之后会增殖。在增殖期间，它们需要额外的信号去维持并且进一步扩增，使其成为真正的效应 T 细胞。循环蛋白中的细胞因子为它们提供了所需的这种刺激。在细胞因子中，白细胞介素 -2 是维持 T 细胞扩增和活化的最重要的细胞因子。经过改造的白细胞介素 -2 药物［阿地白介素（Proteukin®，Aldesteukin）］，已被批准用于治疗人黑色素瘤和肾癌，因为它们能够帮助效应 T 细胞扩增。然而，效应 T 细胞的扩增受到调节性 T 细胞的负性控制。T 细胞增殖之前需要被激活，而其激活需要两种信号，一种是抗原通过 TCR 刺激 T 细胞，另一种信号来源于共刺激分子 CD28。CD28 通过识别表达在 APC 上的 B7 分子接收来自 APC 的信号。调节性 T 细胞通过表达的 CTLA-4 分子干扰 CD28 和 B7 分子的结合，因为 CTLA-4 与 B7 的亲和力远高于 CD28 与 B7 的亲和力。因此，CTLA-4 可以通过竞争淘汰 CD28 来阻止共同刺激信号（图 1.3）。最近，FDA 批准的抗肿瘤药物——伊匹单抗其实就是 CTLA-4 的抗体。伊匹单抗作为 CTLA-4 的抗体，它能阻断 CTLA-4 的功能，防止其与 CD28 竞争，让更多的 T 细胞活化和扩增以对抗肿瘤。

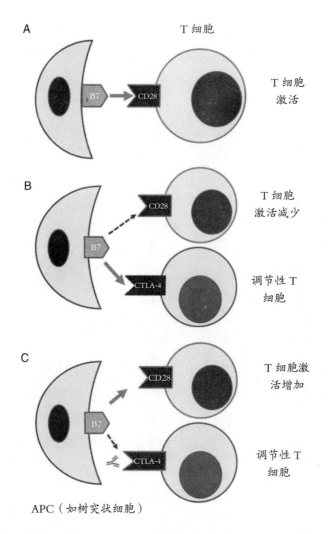

图 1.3　A. 抗原提呈细胞（APC）在提呈抗原的同时，用 B7 分子激活 T 细胞表面的 CD28 共刺激信号来进一步激活 T 细胞。B. 调节性 T 细胞高表达 CTLA-4 分子，CTLA-4 分子和抗原提呈细胞表达的 B7 进行竞争，减弱 T 细胞的活化。C. CTLA-4 的抗体可以阻止 CTLA-4 的功能，使更多的 B7 分子和 CD28 分子结合，从而促进 T 细胞的活化

通过干扰肿瘤微环境内的免疫抑制机制，保护免疫细胞

　　如上所述，一旦 T 细胞被抗原刺激激活，将表达高水平的 PD-1。PD-1 是 T 细胞表达的一种受体，被激活后可以向 T 细胞内传输信号，阻

碍 T 细胞发挥功能。虽然 PD-1 的表达可以防止 T 细胞的过度活化，从而避免 T 细胞对健康组织或器官的损害，但 PD-1 也抑制 T 细胞的抗肿瘤免疫活性。由于肿瘤特异性 T 细胞持续接触肿瘤微环境中的肿瘤抗原，处于持续活化状态，因此通常表达高水平的 PD-1。由于超长时间的抗原刺激，T 细胞会逐渐耗竭。耗竭性 T 细胞的重要标志是低功能和低生存率。当 PD-1 阳性 T 细胞到达肿瘤部位后，大多数肿瘤细胞表达的 PD-L1 会激活 PD-1。PD-L1 是 PD-1 的配体，其功能是诱导 T 细胞死亡或者降低 T 细胞杀死肿瘤细胞的能力。然而，通过阻断 PD-1/PD-L1 的相互作用，可以恢复部分耗竭性 T 细胞抗肿瘤的能力并防止这些 T 细胞死亡（Gibbons Johnson 和 Dong，2017）。

　　肿瘤细胞高表达 PD-L1 分子是肿瘤免疫逃逸的重要机制（肿瘤细胞逃脱免疫攻击的一个过程）。活化的 T 细胞可以产生抑制肿瘤的效应分子——干扰素 -γ。干扰素 -γ 通过抑制肿瘤细胞的 DNA 复制抑制肿瘤的生长。有意思的是，即将死亡的肿瘤细胞会吸收一些干扰素 -γ，诱导肿瘤细胞内的 PD-L1 表达（Dong 等，2002）。这个过程使得肿瘤细胞产生获得性免疫逃逸，肿瘤细胞逐步升高 PD-L1 的表达，PD-L1 可以抑制任何接近肿瘤细胞的 T 细胞发挥功能（Taube 等，2014）。不仅仅是肿瘤细胞表达 PD-L1，有些免疫细胞也表达该分子。抗原提呈细胞如树突状细胞和巨噬细胞也表达 PD-L1。因为抗原提呈细胞在 T 细胞的活化中起重要作用，因此它们可能用 PD-L1 来防止 T 细胞的过度活化（Gibbons Johnson 和 Dong，2017）。根据以上知识，比较容易推测出肿瘤细胞上 PD-L1 的表达情况，可以用来预测肿瘤患者对抗 PD-1/PD-L1 阻断疗法的反应，但有些 PD-L1 阴性的肿瘤患者也同样对抗 PD-1/PD-L1 阻断疗法有反应。这个现象提示宿主细胞表达的 PD-L1 和肿瘤细胞表达的 PD-L1 一样，也可以作为肿瘤治疗的靶点。PD-L2（也称 B7-DC）是 PD-1 的另一个配体（Tseng 等，2001；Latchman 等，2001）。大多数人类肿瘤细胞不表达 PD-L2，而浸润肿瘤组织内的树突状细胞表达 PD-L2。因此，PD-L2 的表达情况也可以用来评估患者对抗 PD-1 疗法的反应性。除 PD-1 和 PD-L1 / PD-L2 免疫检查点分子外，研究人员还鉴定出了许多其他免疫检查点分子（B7-H3，B7-H4，VISTA，PD-1H，Tim-3，LAG3，TIGIT 等），已有临床试验测试阻断这些免疫检查点分子的治疗效果（Yao 等，2013）。在将来，一个优化的、个体化的免疫检查点分子阻断疗法将包括阻断多个免疫检查点分子的组合，以此来提高疗效并降低毒性。

T 细胞转输疗法

因为 T 细胞是杀伤肿瘤细胞的最终执行者，研究人员推测，如果在肿瘤部位注射足够多的 T 细胞就能排斥肿瘤或者抑制其生长。自 20 世纪 80 年代早期开始，从肿瘤患者体内分离的 T 细胞已经被用于治疗黑色素瘤和肾癌（Rosenberg，2011）。最新的技术能够让分离出的 T 细胞在体外的培养皿中在大约 1 周内扩增上千倍。为了增加 T 细胞的肿瘤特异性，用遗传学方法改造 T 细胞，使其表达特异的 T 细胞受体，这些受体可以特异地识别肿瘤细胞表面的肿瘤抗原。这些改造过的 T 细胞被称为嵌合抗原受体（chimeric antigen receptor，CAR）T 细胞（CAR-T cells）。转输嵌合抗原受体 T 细胞疗法已经在一些血液系统肿瘤中取得了较好的治疗效果。然而，CAR-T 细胞疗法在治疗实体瘤方面面临众多挑战，转输的 T 细胞在体内会迅速消失，因而如果肿瘤体积较大则很难获得很好的效果，而且接受 CAR-T 细胞疗法的患者也会发生很多不良反应。目前，很多研究也在进行，希望能让 CAR-T 细胞疗法具有更好的疗效和安全性。

肿瘤联合治疗

干扰免疫检查点通路的免疫疗法在晚期肿瘤治疗中取得了很大成功，为肿瘤治疗带来了革命性的变革，已经成为 7 种肿瘤的标准疗法（Pardoll，2012）。可是，只有一小部分实体肿瘤患者对免疫检查点阻断疗法有持续的反应，表现出较好的治疗效果。较大的肿瘤，肿瘤免疫治疗很难取得较好的效果。因此，其他能减小肿瘤的治疗手段有可能增进免疫治疗的疗效或者克服耐药。

放射治疗（放疗）可以帮助激活固有免疫反应并杀伤免疫抑制细胞。临床上已经开始试验，评估局部放疗是否可以促进效应 T 细胞进入肿瘤部位。为了将局部抗肿瘤免疫应答转变为全身性的保护，还需要联合其他方法。一些临床试验和临床前研究表明，PD-1 或 PD-L1 阻断药物能导致未直接放疗的远处肿瘤部位的肿瘤衰退。这个现象称为"旁观者效应"，该效应表明在放射部位被激活的免疫细胞可以循环到全身，发现与放射部位一样的肿瘤细胞，并将这些肿瘤细胞杀死（Park 等，2015）。但最佳的放射剂量和免疫检查点阻断药物的使用时间还需要进一步在临床试验中验证。

化疗药物导致的肿瘤细胞死亡可以帮助释放潜在肿瘤特异性抗原。这种肿瘤细胞死亡称为免疫原性细胞死亡（immunogenic cell death，ICD）（Obeid 等，2007）。从这个方面考虑，诱导免疫原性细胞死亡的化疗药物能通过提供更多的由死亡肿瘤细胞释放的肿瘤抗原来为 T 细胞"充电"。这个策略也许对无自发肿瘤抗原释放的肿瘤患者非常有帮助。释放肿瘤抗原、激活 T 细胞，为进一步用免疫检查点阻断药物扩增激活的免疫细胞提供了更多机会。这可以帮助诱导出大量活化的免疫细胞，以克服大肿瘤引起的耐药性。基于这种可能的协同效应，FDA 近期批准了将化疗联合免疫治疗用于治疗肺癌。

肿瘤免疫治疗的应用前景

由于每位肿瘤患者都有自己独特的抗肿瘤免疫反应，肿瘤免疫治疗必须要进行个体化用药。个体的独特抗肿瘤免疫反应，不仅由抗原提呈时的多样性和特异性决定，而且还由每位肿瘤患者的肿瘤抗原的异质性决定。将来的肿瘤免疫疗法将根据每位患者的具体情况，组合多种肿瘤治疗方法，以获得最佳的治疗效果。要实现个体化治疗不是一件容易的事情，但我们必须朝着这个目标努力。为了实现这个目标，我们需要解决几个基本的、关键的科学问题，如肿瘤如何提呈抗原、免疫细胞的功能及其调节机制。在临床治疗方面，我们需要解决免疫治疗药物的最佳剂量和使用顺序，并确定耐药机制。另外，我们还需要生物标志物识别和评估肿瘤患者的肿瘤特异性细胞免疫反应，预测和监测患者对免疫疗法的反应。

最后，在阅读了以上这些专业术语和解释之后，你也许会问一个问题：我们自己该如何提高自身的免疫力来预防肿瘤的发生？也许肿瘤免疫学家会给出一系列方法，但我想告诉你的是，保持足够的睡眠。当我们在等待科学实验验证我的答案时，我希望你在看这一章时，别打瞌睡。但如果这一章能帮助你睡眠的话，我也会非常乐意听你的分享。

（范义辉 译；李清泉　金　容 审校）

参考文献

［1］Bunt, S. K., Sinha, P., Clements, V. K., Leips, J., & Ostrand-Rosenberg, S. (2006). Inflammation induces myeloid-derived suppressor cells that facilitate tumor progression. *Journal of Immunology, 176*(1), 284–290.

［2］Casares, N., Arribillaga, L., Sarobe, P., Dotor, J., Lopez-Diaz de Cerio, A., Melero, I., Prieto, J., Borras-Cuesta, F., & Lasarte, J. J. (2003). CD4$^+$/CD25$^+$ regulatory cells inhibit activation of tumor-primed CD4$^+$ T cells with IFN-gamma-dependent antiangiogenic activity, as well as long-lasting tumor immunity elicited by peptide vaccination. *Journal of Immunology, 171*(11), 5931–5939.

［3］Chen, D. S., & Mellman, I. (2013). Oncology meets immunology: The cancer-immunity cycle. *Immunity, 39*(1), 1–10. https://doi.org/10.1016/j.immuni.2013.07.012.

［4］Coley. (1906). Late results of the treatment of inoperable sarcoma by the mixed toxins of erysipelas and bacillus prodigiosus. *The American Journal of the Medical Sciences, 131*, 375–430.

［5］Curiel, T. J., Coukos, G., Zou, L., Alvarez, X., Cheng, P., Mottram, P., Evdemon-Hogan, M., Conejo-Garcia, J. R., Zhang, L., Burow, M., Zhu, Y., Wei, S., Kryczek, I., Daniel, B., Gordon, A., Myers, L., Lackner, A., Disis, M. L., Knutson, K. L., Chen, L., & Zou, W. (2004). Specific recruitment of regulatory T cells in ovarian carcinoma fosters immune privilege and predicts reduced survival. *Nature Medicine, 10*(9), 942–949. https://doi.org/10.1038/nm1093.

［6］Dong, H., & Chen, L. (2003). B7-H1 pathway and its role in the evasion of tumor immunity. *Journal of Molecular Medicine, 81*(5), 281–287. https://doi.org/10.1007/s00109-003-0430-2.

［7］Dong, H., Strome, S. E., Salomao, D. R., Tamura, H., Hirano, F., Flies, D. B., Roche, P. C., Lu, J., Zhu, G., Tamada, K., Lennon, V. A., Celis, E., & Chen, L. (2002). Tumor-associated B7-H1 promotes T-cell apoptosis: A potential mechanism of immune evasion. *Nature Medicine, 8*(8), 793–800. https://doi.org/10.1038/nm730 nm730 [pii].

［8］Dong, H., Zhu, G., Tamada, K., & Chen, L. (1999). B7-H1, a third member of the B7 family, co-stimulates T-cell proliferation and interleukin-10 secretion. *Nature Medicine, 5*(12), 1365– 1369. https://doi.org/10.1038/70932.

［9］Freeman, G. J., Long, A. J., Iwai, Y., Bourque, K., Chernova, T., Nishimura, H., Fitz, L. J., Malenkovich, N., Okazaki, T., Byrne, M. C., Horton, H. F., Fouser, L., Carter, L., Ling, V., Bowman, M. R., Carreno, B. M., Collins, M., Wood, C. R., & Honjo, T. (2000). Engagement of the PD-1 immunoinhibitory receptor by a novel B7 family member leads to negative regulation of lymphocyte activation. *The Journal of Experimental Medicine,*

192(7), 1027–1034.

［10］Friberg, M., Jennings, R., Alsarraj, M., Dessureault, S., Cantor, A., Extermann, M., Mellor, A. L., Munn, D. H., & Antonia, S. J. (2002). Indoleamine 2,3-dioxygenase contributes to tumor cell evasion of T cell-mediated rejection. *International Journal of Cancer, 101*(2), 151–155. https://doi.org/10.1002/ijc.10645.

［11］Gibbons Johnson, R. M., & Dong, H. (2017). Functional Expression of Programmed Death-Ligand 1 (B7-H1) by Immune Cells and Tumor Cells. *Frontiers in Immunology, 8*, 961. https://doi.org/10.3389/fimmu.2017.00961.

［12］Greenman, C., Stephens, P., Smith, R., Dalgliesh, G. L., Hunter, C., Bignell, G., Davies, H., Teague, J., Butler, A., Stevens, C., Edkins, S., O'Meara, S., Vastrik, I., Schmidt, E. E., Avis, T., Barthorpe, S., Bhamra, G., Buck, G., Choudhury, B., Clements, J., Cole, J., Dicks, E., Forbes, S., Gray, K., Halliday, K., Harrison, R., Hills, K., Hinton, J., Jenkinson, A., Jones, D., Menzies, A., Mironenko, T., Perry, J., Raine, K., Richardson, D., Shepherd, R., Small, A., Tofts, C., Varian, J., Webb, T., West, S., Widaa, S., Yates, A., Cahill, D. P., Louis, D. N., Goldstraw, P., Nicholson, A. G., Brasseur, F., Looijenga, L., Weber, B. L., Chiew, Y. E., DeFazio, A., Greaves, M. F., Green, A. R., Campbell, P., Birney, E., Easton, D. F., Chenevix-Trench, G., Tan, M. H., Khoo, S. K., Teh, B. T., Yuen, S. T., Leung, S. Y., Wooster, R., Futreal, P. A., & Stratton, M. R. (2007). Patterns of somatic mutation in human cancer genomes. *Nature, 446*(7132), 153–158. https://doi.org/10.1038/nature05610.

［13］Hellstrom, I., Hellstrom, K. E., Pierce, G. E., & Yang, J. P. (1968). Cellular and humoral immunity to different types of human neoplasms. *Nature, 220*(5174), 1352–1354.

［14］Ishida, Y., Agata, Y., Shibahara, K., & Honjo, T. (1992). Induced expression of PD-1, a novel member of the immunoglobulin gene superfamily, upon programmed cell death. *The EMBO Journal, 11*(11), 3887–3895.

［15］Iwai, Y., Ishida, M., Tanaka, Y., Okazaki, T., Honjo, T., & Minato, N. (2002). Involvement of PD-L1 on tumor cells in the escape from host immune system and tumor immunotherapy by PD-L1 blockade. *Proceedings of the National Academy of Sciences of the United States of America, 99*(19), 12293–12297. https://doi.org/10.1073/pnas.192461099.

［16］Korman, A. J., Peggs, K. S., & Allison, J. P. (2006). Checkpoint blockade in cancer immunotherapy. *Advances in Immunology, 90*, 297–339. https://doi.org/10.1016/S0065-2776(06)90008-X.

［17］Latchman, Y., Wood, C. R., Chernova, T., Chaudhary, D., Borde, M., Chernova, I., Iwai, Y., Long, A. J., Brown, J. A., Nunes, R., Greenfield, E. A., Bourque, K., Boussiotis, V. A., Carter, L. L., Carreno, B. M., Malenkovich, N., Nishimura, H., Okazaki, T., Honjo, T., Sharpe, A. H., & Freeman, G. J. (2001). PD-L2 is a second ligand for PD-1 and inhibits T cell activation. *Nature Immunology, 2*(3), 261–268. https://doi.org/10.1038/85330.

［18］Leach, D. R., Krummel, M. F., & Allison, J. P. (1996). Enhancement of antitumor immunity by CTLA-4 blockade. *Science, 271*(5256), 1734–1736.

［19］Obeid, M., Tesniere, A., Ghiringhelli, F., Fimia, G. M., Apetoh, L., Perfettini, J. L., Castedo, M., Mignot, G., Panaretakis, T., Casares, N., Metivier, D., Larochette, N., van Endert, P., Ciccosanti, F., Piacentini, M., Zitvogel, L., & Kroemer, G. (2007).

Calreticulin exposure dictates the immunogenicity of cancer cell death. *Nature Medicine, 13*(1), 54–61. https://doi.org/10.1038/nm1523.

[20] Pardoll, D. M. (2012). The blockade of immune checkpoints in cancer immunotherapy. *Nature Reviews Cancer, 12*(4), 252–264. https://doi.org/10.1038/nrc3239.

[21] Park, S. S., Dong, H., Liu, X., Harrington, S. M., Krco, C. J., Grams, M. P., Mansfield, A. S., Furutani, K. M., Olivier, K. R., & Kwon, E. D. (2015). PD-1 restrains radiotherapy-induced abscopal effect. *Cancer Immunology Research, 3*(6), 610–619. https://doi.org/10.1158/2326-6066.CIR-14-0138.

[22] Rosenberg, S. A. (2011). Cell transfer immunotherapy for metastatic solid cancer—what cliniciansneed to know. *Nature Reviews. Clinical Oncology, 8*(10), 577–585. https://doi.org/10.1038/nrclinonc.2011.116.

[23] Taube, J. M., Klein, A. P., Brahmer, J. R., Xu, H., Pan, X., Kim, J. H., Chen, L., Pardoll, D. M., Topalian, S. L., & Anders, R. A. (2014). Association of PD-1, PD-1 ligands, and other features of the tumor immune microenvironment with response to anti-PD-1 therapy. *Clinical Cancer Research.* https://doi.org/10.1158/1078-0432.CCR-13-3271

[24] Thompson, R. H., Kuntz, S. M., Leibovich, B. C., Dong, H., Lohse, C. M., Webster, W. S., Sengupta, S., Frank, I., Parker, A. S., Zincke, H., Blute, M. L., Sebo, T. J., Cheville, J. C., & Kwon, E. D. (2006). Tumor B7-H1 is associated with poor prognosis in renal cell carcinoma patients with long-term follow-up. *Cancer Research, 66*(7), 3381–3385. doi:66/7/3381 [pii]. https://doi.org/10.1158/0008-5472.CAN-05-4303

[25] Tomasetti, C., Li, L., & Vogelstein, B. (2017). Stem cell divisions, somatic mutations, cancer etiology, and cancer prevention. *Science, 355*(6331), 1330–1334. https://doi.org/10.1126/science. aaf9011.

[26] Tseng, D., Volkmer, J. P., Willingham, S. B., Contreras-Trujillo, H., Fathman, J. W., Fernhoff, N. B., Seita, J., Inlay, M. A., Weiskopf, K., Miyanishi, M., & Weissman, I. L. (2013). Anti-CD47 antibody-mediated phagocytosis of cancer by macrophages primes an effective antitumor T-cellresponse. *Proceedings of the National Academy of Sciences of the United States of America, 110*(27), 11103–11108. https://doi.org/10.1073/pnas.1305569110.

[27] Tseng, S. Y., Otsuji, M., Gorski, K., Huang, X., Slansky, J. E., Pai, S. I., Shalabi, A., Shin, T., Pardoll, D. M., & Tsuchiya, H. (2001). B7-DC, a new dendritic cell molecule with potent costimulatory properties for T cells. *The Journal of Experimental Medicine, 193*(7), 839–846.

[28] van der Bruggen, P., Traversari, C., Chomez, P., Lurquin, C., De Plaen, E., Van den Eynde, B., Knuth, A., & Boon, T. (1991). A gene encoding an antigen recognized by cytolytic T lymphocytes on a human melanoma. *Science, 254*(5038), 1643–1647.

[29] Yao, S., Zhu, Y., & Chen, L. (2013). Advances in targeting cell surface signalling molecules forimmune modulation. *Nature Reviews. Drug Discovery, 12*(2), 130–146. https://doi.org/10.1038/nrd3877.

第 2 章 FDA 批准用于肿瘤免疫治疗的药物

Svetomir N. Markovic，Anagha Bangalore Kumar

简介

恶性肿瘤是工业化社会中仅次于心血管疾病的第二大致死性疾病，患者人数在不断增加。女性中最常见的恶性肿瘤是乳腺癌，男性是前列腺癌。肺癌和直肠癌在男、女性患者中分别列于常见恶性肿瘤的第二位和第三位（Siegel 等，2015）。肿瘤免疫治疗旨在恢复患者自身的免疫功能，尤其是 T 细胞功能，以对抗肿瘤。近年来，肿瘤免疫治疗（也称免疫肿瘤学）逐渐成为卓有成效的肿瘤治疗方法（Mellman 等，2011）。多种药物已经通过美国食品药品监督管理局（FDA）认证，用于临床治疗并取得了可观的疗效。在此我们总结了 FDA 已批准用于临床实践的药物，这些药物旨在通过调整抗肿瘤免疫以使患者获益（表 2.1）。

表 2.1 美国 FDA 批准的用于肿瘤治疗的单抗类药物

药物	靶点	免疫关联	FDA 批准的适应证	不良反应
阿仑单抗（Alemtuzumab）	CD52，人源化	CD52 表达于成熟的淋巴细胞、单核细胞和树突状细胞	慢性淋巴细胞白血病、皮肤 T 细胞淋巴瘤	皮疹、头痛、甲状腺功能亢进（甲亢）、甲状腺功能减退（甲减）、感染、输液反应（重点注意：血细胞减少、输液反应和感染）
美坦新－曲妥珠单抗偶联物（Ado-trastuzumab）	HER2，人源化，与美坦新偶联	HER2 是人表皮生长因子受体家族成员，介导异常的细胞增殖和血管新生	HER2 阳性乳腺癌	疲乏、恶心、出血、输液反应（重点注意：心脏毒性、肝毒性、死胎或出生缺陷）
阿特珠单抗（Atezolizumab）	PD-L1 抑制剂，人源化	PD-L1 与 PD-1 结合，解除肿瘤细胞对 T 细胞的抑制，恢复 T 细胞活性	非鳞状细胞肺癌	免疫相关反应、恶心、乏力、感染

续表

药物	靶点	免疫关联	FDA 批准的适应证	不良反应
阿维鲁单抗（Avelumab）	PD-L1 抑制剂，人源化	PD-L1 与 PD-1 结合，解除肿瘤细胞对 T 细胞的抑制，恢复 T 细胞活性	梅克尔（Merkel）细胞癌	免疫相关副作用、恶心、皮疹
贝伐单抗（Bevacizumab）	VEGF-A，重组，人源化	VEGF-A 受体介导血管生成、内皮细胞生长、促进细胞迁移并抑制细胞凋亡	直肠癌、非鳞状非小细胞肺癌、乳腺癌、转移性肾细胞癌、多形胶质细胞瘤、卵巢输卵管或腹膜癌、宫颈癌	高血压、出血、感染、冠状动脉疾病及周围血管病的恶化（重点提示：胃肠道穿孔、伤口裂开、伤口愈合问题）
博纳吐单抗（Blinatumomab）	CD19，鼠源化	CD19 表达于滤泡树突状细胞和 B 细胞。CD19 在 B 细胞成熟过程中逐渐缺失，B 细胞变为浆细胞	复发的或难治性 B 细胞前体白血病、急性淋巴细胞白血病	焦虑、肢体或颜面水肿、视物模糊、胸痛、发热（重点提示：中枢神经毒性、细胞因子释放综合征）
本妥昔单抗（Brentuximab）	CD30 嵌合，与药物 Auristatin E 偶联	R-S 细胞和渐变性淋巴瘤的肿瘤标记物	霍奇金淋巴瘤、渐变性大细胞淋巴瘤	周围神经病、中性粒细胞减少、乏力、恶心（重点提示：可能致死，病毒感染相关进展性多灶脑白质病）
达雷木单抗（Daratumumab）	CD38，人源化	CD38 表达于免疫细胞如 $CD4^+T$ 细胞，$CD8^+T$ 细胞、B 细胞以及自然杀伤细胞。在细胞黏附、信号传导及钙信号传导中发挥作用	多发性骨髓瘤	输液反应、乏力、恶心、贫血、血小板减少

药物	靶点	免疫关联	FDA 批准的适应证	不良反应
度伐单抗 （Durvalummab）	PD-L1 抑制剂，人源化	PD-L1 与 PD-1 结合，解除肿瘤细胞对 T 细胞的抑制，恢复 T 细胞活性	尿路上皮肿瘤	乏力、肌肉疼痛、便秘、肢体水肿
埃罗妥珠单抗 （Elotuzumab）	CD319，人源化	CD319 表达于正常和恶性浆细胞	多发性骨髓瘤	乏力、腹泻、恶心、发热
替伊莫单抗 （Ibritumomab）	CD20 鼠源，与钇 90 或铟 111 偶联	CD20 表达于 B 细胞从前体 B 细胞到记忆细胞的阶段，但不在浆细胞表达	非霍奇金淋巴瘤	高血压、血细胞计数下降、皮疹、输液反应、感染（重点提示：血细胞减少和输液反应）
伊匹单抗 （Ipilimumab）	CTLA-4，人源化	CTLA-4 蛋白表达于 T 细胞，有免疫检查点的功能。当与抗原提呈细胞的 CD80/CD86 结合，起"关闭"功能，并下调 T 细胞的激活和增殖	黑色素瘤	免疫不良反应、腹泻、神经脱髓鞘病变
纳武单抗 （Nivolumab）	PD-1 检查点抑制剂	PD-1 是免疫检查点。PD-L1 与 PD-1 结合，产生针对 T 细胞激活、增殖和生存的抑制性刺激	进展期黑色素瘤、肺癌、头颈鳞状细胞癌、霍奇金淋巴瘤、肾细胞癌	免疫相关性肺炎、肠炎、肝炎、肾炎、皮疹
奥滨尤妥珠单抗 （Obinutuzumab）	CD20，人源化	CD20 表达于 B 细胞从前体 B 细胞到记忆细胞的阶段，但不在浆细胞表达	慢性淋巴细胞白血病	进展性多灶脑白质病、乙型肝炎再发、输液反应、出血［黑框警示：进展性多灶脑白质病、乙型肝炎再发］

续表

药物	靶点	免疫关联	FDA 批准的适应证	不良反应
奥法木单抗（Ofatumumab）	CD20，人源化	CD20 表达于 B 细胞从前体 B 细胞到记忆细胞的阶段，但不在浆细胞表达	慢性淋巴细胞白血病	皮疹、全血细胞减少、感染
派姆单抗（Prembrolizumab）	PD-1	PD-1 是免疫检查点。PD-L1 与 PD-1 结合，解除肿瘤细胞对 T 细胞的抑制，恢复 T 细胞活性	转移性黑色素瘤、NSCLC、头颈鳞状细胞癌	免疫相关性内分泌器官炎症、肺炎、肾炎、皮疹、乏力、感染
帕妥珠单抗（Pertuzumab）	HER2，人源化	HER2 是人类表皮生长因子受体家族成员，介导不受控的细胞生长和血管新生	HER2 阳性，局部进展，炎性早期乳腺癌	腹泻、感染、皮疹、头痛（黑框警示：死胎和出生缺陷）
雷莫芦单抗（Ramucirumab）	VEGFR2，人源化	VEGF 受体介导血管生成，内皮细胞生长，促进细胞迁移并抑制凋亡	进展期胃癌，或胃食管结合部癌，转移性非小细胞肺癌，转移性结直肠癌	腹泻、低钠血症、头痛、高血压（黑框警示：胃肠道穿孔、伤口愈合延迟等）
利妥昔单抗（Rituximab）	CD20，嵌合	CD20 表达于 B 细胞从前体 B 细胞到记忆细胞的阶段，但不在浆细胞表达	弥漫性大 B 细胞淋巴瘤，非霍奇金淋巴瘤，慢性淋巴细胞淋巴瘤	输液反应、心脏骤停、细胞因子阻抑综合征、溶瘤综合征、感染（重点提示：输液反应、病毒感染相关进展性多灶脑白质病和感染）

续表

药物	靶点	免疫关联	FDA 批准的适应证	不良反应
硼替佐米（Siltuximab）	白细胞介素-6，嵌合	白细胞介素-6是一种细胞因子，兼具促炎和抗炎属性	获得性免疫缺陷综合征和人类疱疹病毒阴性的Castleman病	水肿、关节炎、感染
曲妥珠单抗（Trastuzumab）	HER2，人源化	HER2是人类表皮生长因子受体家族成员，介导不受控的细胞生长和血管新生	HER2胃癌或胃肠道肿瘤，乳腺癌	流感样症状、恶心、腹泻、心脏毒性（重点提示：输液反应、血细胞减少和心脏毒性）

免疫系统与肿瘤

免疫系统与肿瘤之间的关系错综复杂。目前根据肿瘤免疫学的理解，肿瘤初期，免疫系统尝试清除被认为是"外源性"的肿瘤细胞，这一阶段被称为"清除阶段"。然而，由于肿瘤存在异质性，一些肿瘤细胞可以逃脱机体免疫杀伤，从而进入"平衡阶段"，在这一阶段，肿瘤细胞通过发生基因突变，使它们能够逃脱宿主免疫系统的监视，更好地存活下来。平衡阶段的主要特征是肿瘤细胞发生连续的基因突变和基因修饰，以使它们逃过宿主的免疫监视而存活。该过程也称为"肿瘤免疫编辑"。当这些肿瘤细胞进入"逃逸阶段"，肿瘤细胞会对免疫控制产生抵抗，肿瘤逐渐生长（Smyth 等，2006；Dunn 等，2004）。此外，肿瘤组织通过提呈自身抗原、抗原调控、建立免疫抑制状态、建立免疫细胞的物理屏障或表达低免疫原性抗原等方式，逃避免疫识别（Beatty 和 Gladney，2015）。

抗肿瘤的免疫应答需要一系列的分子事件：①肿瘤抗原被抗原提呈树突状细胞识别；②树突状细胞将抗原提呈给 T 细胞上的 MHC Ⅰ类分子和（或）MHC Ⅱ类分子；③肿瘤抗原从树突状细胞到可杀伤肿瘤细胞的效应 /

调节性 T 细胞的有效"提呈"；④效应细胞毒性（杀伤）T 细胞运输到达肿瘤，与表达特定肿瘤抗原的肿瘤细胞结合并将其清除。

以上事件的循环在肿瘤患者体内被许多不同的机制干扰，包括：①免疫系统可能无法检测到肿瘤相关抗原；②树突状细胞和 T 细胞可能将肿瘤相关抗原作为自身抗原；③效应 T 细胞可能无法浸润进入肿瘤微环境；④肿瘤微环境可能抑制效应 T 细胞的产生（Motz 和 Coukos，2013；Chen 和 Mellman，2013）。而肿瘤免疫治疗的目的是恢复肿瘤免疫的自然循环。肿瘤免疫治疗必须是精细调节的过程，以免出现严重的不良反应。

现有免疫治疗概述

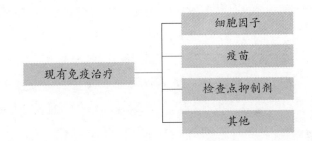

免疫检查点抑制剂

细胞毒性 T 淋巴细胞相关抗原 4（CTLA-4）

CTLA-4 是 CD28-B7 免疫球蛋白家族的成员之一，通常在幼稚 T 细胞和调节性 T 细胞上低水平表达。经刺激，CTLA-4 与 CD28 竞争性与 B7 结合。当 CTLA-4 与 B7 结合后，它会关闭 T 细胞受体信号通路（Linsley 等，1996）。CTLA-4 通过下调 T 细胞活化，在预防自身免疫中发挥了重要作用（Peggs 等，2006）。伊匹单抗是一种抗 CTLA-4 抗体，可阻断 CTLA-4 以延长 T 细胞激活、增殖和抗肿瘤反应（Peggs 等，2006）。

抗 CTLA-4 抗体伊匹单抗是第一个被批准用于治疗肿瘤的检查点抑制剂。目前已成功应用于临床。Hodi 等在包含 676 名黑色素瘤患者的Ⅲ期临床研究中比较了伊匹单抗和 gp100 疫苗（对照组）的治疗效果。他们以

3:1:1 的比例随机分组，包括 403 例接受伊匹单抗联合 gp100 疫苗治疗的患者，137 例仅接受伊匹单抗治疗的患者及 136 例仅接受 gp100 疫苗治疗的患者。试验组患者给予 3mg/kg 的伊匹单抗，持续 3 周，最多 4 次，联合应用 gp100 肽疫苗（治疗组）或不联用 gp100 肽疫苗（对照组）。研究发现，接受伊匹单抗联合 gp100 肽疫苗的患者的中位总生存期为 10 个月，仅接受 gp100 肽疫苗治疗的患者的中位总生存期为 6.4 个月。总体生存没有差异（Hodi 等，2010），这项研究促使 FDA 批准该药物治疗转移性黑色素瘤。Robert 等对黑色素瘤患者进行的另一项Ⅲ期临床研究中，使用伊匹单抗 10mg/kg 联合达卡巴嗪比较安慰剂联合达卡巴嗪的治疗效果。伊匹单抗或安慰剂组分别于第 1、4、7、10 周给予达卡巴嗪，之后每 3 周给予达卡巴嗪 1 次，至 22 周。伊匹单抗组的中位总生存期为 11.2 个月，而安慰剂组为 9.1 个月（Robert 等，2011）。在另一项Ⅲ期临床研究中，研究者进一步研究了手术切除的有高复发风险的黑色素瘤患者术后接受伊匹单抗辅助化疗的效果。研究纳入了 952 名患者，其中 476 例患者接受 10mg/kg 伊匹单抗治疗，另 476 例患者接受安慰剂治疗。研究显示，中位无复发生存期在伊匹单抗治疗组显著增高（26.1 个月 vs 17.1 个月）。这项研究无疑具有里程碑意义，促使该药被批准用于术后辅助治疗。作为 FDA 批准的首个用于黑色素瘤的检查点抑制剂，伊匹单抗无疑是肿瘤治疗的一个重要的里程碑。

程序性细胞死亡蛋白 1（PD-1）免疫检查点通路

程序性细胞死亡蛋白 1（PD-1）属于 B7-CD28 共刺激受体家族。它与程序性死亡配体 1 和 2（PD-L1 和 PD-L2）结合，抑制 T 细胞活化。PD-L1 及 PD-L2 与 PD-1 的结合可以抑制 T 细胞的活化、减少相应细胞因子的产生及 T 细胞的存活（Chen 和 Mellman，2013；Dong 等，1999；Sharpe 等，2007）。靶向这一通路的药物有助于重新激活 T 细胞，并重新激活抗肿瘤免疫应答。

派姆单抗是一种 PD-1 抑制剂，已被批准用于黑色素瘤、非鳞状细胞肺癌（non-squamous cell lung cancer，NSCLC）和头颈部肿瘤。该药在临床应用中取得了良好的效果。它被用于晚期黑色素瘤患者，剂量为每 2 周或 3 周 10mg/kg 或每 3 周 2mg/kg。有研究人员在共 137 名接受治疗的患者中对派姆单抗的治疗效果进行了系统评估，晚期黑色素瘤患者中位无进展生存期达到了 7 个月（Hamid 等，2013）。派姆单抗成为 FDA 批准的首个用于不可切除或转移性黑色素瘤的 PD-1 检查点抑制剂。在另一个Ⅲ期临床研究中，Robert 等比较了派姆单抗和伊匹单抗在黑色素瘤中的治疗效果。研究共入组 834 例黑色素瘤患者，按1:1:1 的比例随机分为 3 组，分别为：每 2 周给予 10mg/kg 派姆单抗治疗组，每 3 周给予 10mg/kg 派姆单抗治疗组，以及每 3 周给予伊匹单抗3mg/kg 治疗组，共 4 个周期。结果显示，接受派姆单抗治疗患者的无进展生存期远高于接受伊匹单抗治疗的患者。派姆单抗剂量的差异并不影响药物的疗效。派姆单抗治疗组的不良反应也较少（Robert 等，2015）。除黑色素瘤之外，派姆单抗同样被批准用于 NSCLC 的治疗。Reck 等对 301例 PD-1 高表达的 NSCLC 患者接受派姆单抗的治疗效果与化疗进行了比较。结果发现，与化疗相比，派姆单抗治疗组的无进展生存期和总生存期显著延长，且不良反应更少（Reck 等，2016）。另一项头颈部肿瘤的临床研究发现，派姆单抗对头颈部肿瘤同样具有很好的治疗效果，因此，FDA加速批准了派姆单抗在头颈部肿瘤中的应用。目前，Ⅲ期临床试验正在进行中。

纳武单抗是另一种 PD-1 抑制剂，目前在黑色素瘤、肾细胞癌（renal cell carcinoma，RCC）、NSCLC 及头颈部鳞状细胞癌的临床研究均取得了成功（Larkin 等，2017；Tomita 等，2017；Long 等，2017；Brahmer 等，2015；Harrington 等，2017），并已被批准用于这些肿瘤的临床治疗。相似地，PD-L1 抑制剂度伐单抗已被批准用于尿路上皮癌，阿维鲁单抗被批准用于梅克尔细胞癌，阿特珠单抗被批准用于 NSCLC。

免疫检查点抑制剂与一系列免疫介导的不良反应的发生有关。免疫介导的不良反应可见于皮肤、内分泌系统、肝脏、胃肠道、神经系统、眼、呼吸系统和造血系统。CTLA-4 抑制剂常与结肠炎 / 腹泻、皮炎、肝炎和内分泌疾病相关。乏力、皮疹和腹泻是 PD-1 抑制剂常见的不良反应。

靶向肿瘤微环境的治疗

肿瘤微环境中的免疫细胞对肿瘤起保护作用。肿瘤细胞与其微环境的相互作用可能使其免受传统抗癌药物的杀伤。在多发性骨髓瘤中，骨髓瘤细胞与骨髓基质细胞之间形成连接。这些连接在骨髓瘤和基质细胞之间发挥通信作用，进而保护肿瘤细胞免于被杀伤（Hideshima 等，2004）。埃罗妥珠单抗是一种淋巴细胞激活分子家族成员 7（signaling lymphocytic activation molecule F7，SLAMF7）受体的单克隆抗体。该抗体可有效阻断骨髓瘤细胞和基质细胞之间的保护信号（Magen 和 Muchtar，2016；Lonial 等，2016）。FDA 已经批准它与来那度胺和地塞米松联用。单克隆抗体药物在肿瘤治疗中的良好疗效激励着科学家们开发更多的抗肿瘤抗体药物。

疫苗

针对人乳头瘤病毒（HPV）和乙型肝炎疫苗已被成功用于预防感染引起的肿瘤。Harald zur Hausen 因发现预防宫颈癌的 HPV 疫苗而获得诺贝尔生理学和医学奖（Nour，2009）。了解免疫系统及其在肿瘤治疗中的作用有助于开发早期抗肿瘤疫苗。然而，早期抗肿瘤疫苗的研发并未取得丰硕的成果（Topalian 等，2011；Mellman 等，2011）。疫苗能够刺激宿主产生免疫力对抗肿瘤，而且方便在门诊使用且毒性更小。但是，缺乏理想的抗原以及疗效较差是目前抗肿瘤疫苗研发的主要瓶颈（Yaddanapudi 等，2013）。

理想的抗肿瘤疫苗必须克服肿瘤细胞产生的免疫耐受。肿瘤相关抗原被树突状细胞识别后，活化的树突状细胞将在协调固有免疫和获得性免疫中发挥重要作用，并打破肿瘤的免疫耐受性（Topalian 等，2011；Palucka 和 Banchereau，2012）。研究者正在尝试通过不同肿瘤相关抗原活化树突状细胞。理想情况下，活化树突状细胞所需的肿瘤相关抗原应只在肿瘤中表达，而不在正常组织中表达。然而，目前抗肿瘤疫苗大多仍未在临床获得可靠的治疗效果（Rosenberg 等，2004）。将抗肿瘤疫苗与白细胞介素 -2 等免疫刺激剂联合使用可能带来不错的效果（Schwartzentruber 等，2011）。黑色素瘤抗原家族 3（melanoma antigen family 3，MAGE-3）是一种表达于黑色素瘤、NSCLC、血液肿瘤中的特异性蛋白。针对 MAGE-3 的疫苗是 MAGE-3 与流感嗜血杆菌蛋白 D 的融合蛋白。这种 MAGE-3 疫苗曾被用于治疗 NSCLC，但临床效果并不尽如人意（Vansteenkiste 等，2007）。GVAX 疫苗是经基因改造后的肿瘤细胞，经辐照防止其分裂后制备得到的瘤苗。GVAX 疫苗被认为可分泌细胞因子，刺激人体免疫系统针对肿瘤发挥免疫杀伤作用。但是，GVAX 的 III 期临床研究也以失败告终，可能的原因是 GVAX 疫苗针对的肿瘤相关抗原不能有效激活树突状细胞（Copier 和 Dalgleish，2010）。

针对肿瘤细胞的疫苗的临床研究结果并不理想，这促使研究人员致力于开发基于树突状细胞（DC）的疫苗。DC 疫苗通常的策略是，将患者 DC 细胞从血液中分离出来，在体外用肿瘤相关抗原激活后，再回输到患者体内（Schuler 2010；Sabado 和 Bhardwaj，2013）。DC 疫苗在临床中取得了较好的效果。Sipuleucel-T 是基于前列腺酸性磷酸酶和 DC 生长因子融合蛋白体外刺激开发的 DC 疫苗（Higano 等，2009；Kantoff 等，2010），2010 年被 FDA 批准用于治疗前列腺癌。针对 Sipuleucel-T 的 III 期临床研究结果成功地证明，与对照组相比，接受疫苗治疗的转移性前列腺癌患者的中位总生存期延长 4 个月。但是，肿瘤体积并没有显著变小（Kantoff 等，2010）。DC 疫苗的主要优点之一是不存在 HLA 不匹配的风险。但是，该疫苗的制备和注射相对更困难（Mellman 等，2011）。

卡介苗膀胱内灌注是 FDA 唯一批准用于治疗原位膀胱癌的治疗策略。

溶瘤病毒疫苗治疗

病毒可以在肿瘤细胞内复制，在此过程中，病毒基因组被不断修饰以改变其毒性并增加其抗肿瘤活性。比如，可在病毒的特定基因添加特定的启动子以减少或敲除致病相关基因的表达（DeWeese 等，2001；Brown 等，1997）。此外，可设计一些溶瘤病毒用来产生 T 细胞活化所需的细胞因子（Hu 等，2006；Liu 等，2003；Fukuhara 等，2005）。病毒杀伤被感染肿瘤细胞的过程中会释放肿瘤相关抗原，这一过程会启动 CD8[+] T 细胞介导的抗肿瘤免疫反应对抗这些抗原（Kaufman 等，2015）。这给病毒疫苗的应用带来了挑战，因为病毒疫苗可能在发挥作用前就被机体免疫系统从体内清除。可通过一些防止病毒作为外源性抗原被机体免疫系统识别的方法来克服机体对病毒疫苗的免疫清除，这其中包括对病毒表面进行聚乙二醇修饰，或者对病毒基因组进行基因修饰以抑制抗原提呈（Tesfay 等，2013）。

单纯疱疹病毒、麻疹病毒、牛痘病毒、呼肠孤病毒、新城疫病毒和塞内卡谷病毒均已被用于病毒疫苗的制备（Chiocca 和 Rabkin，2014）。到目前为止，最有前景的当属 T-VEC（talimogene laherparepvec）溶瘤病毒疫苗。T-VEC 是一种基因修饰的 I 型单纯疱疹病毒。其基因组通过引入粒细胞 - 巨噬细胞集落刺激因子（granulocyte macrophage colony-stimulating factor，GM-CSF）的编码序列，并敲除神经元发育的一段编码序列（Liu 等，2003；Toda 等，2000），进而提高溶瘤病毒的治疗疗效（Liu 等，2003）。T-VEC 的 III 期临床研究共纳入 439 例无法切除肿瘤的黑色素瘤患者。患者以 2:1 的比例随机分为病灶内注射 T-VEC 组及皮下注射 GM-CSF 组。病灶内注射组治疗方案为分别在第 1 天和第 15 天以每毫升 108 个成斑单位的剂量将 T-VEC 分别注射到一个或多个肿瘤部位，28 天为 1 个周期，共持续 12 个月。皮下注射 GM-CSF 治疗组则以 125μg /（m²·d）的剂量皮下注射 GM-CSF，连续注射 14 天，28 天为 1 个周期，总计治疗 12 个月。研究发现，接受 T-VEC 治疗的患者总体应答率优于GM-CSF 治疗组（16.3 vs 2.1，$P < 0.001$）。此外，接受 T-VEC 治疗患者的总生存率也显著提高。T-VEC 治疗最常见的不良反应是发热、疲劳、恶心和注射部位的反应。2015 年 10 月，FDA 批准将 T-VEC 用于晚期黑色素瘤的治疗（Kaufman 和 Bines，2010）。

目前，仍有诸多临床研究正在开展，旨在研究抗肿瘤疫苗的临床疗效。同样，一些抗肿瘤疫苗通过与其他 FDA 批准药物联用以期获得更好的临床治疗疗效。但是，在正式批准之前，与治疗相关的不良反应、治疗成本及治疗疗效均是溶瘤病毒疫苗治疗所必须解决的问题。但无论如何，抗肿瘤疫苗仍具有非常大的潜力和应用空间。

细胞因子

细胞因子通常是一些细胞信号分子，是细胞间通讯及相互作用的旁分泌介质，细胞分泌细胞因子会影响其临近细胞的生物学行为。目前，一些具有免疫细胞激活功能的细胞因子在肿瘤中被广泛研究，以期基于此发展潜在的免疫激活剂或抗肿瘤药物。研究者们希望这些细胞因子能激活宿主的免疫系统，产生持久的抗肿瘤免疫应答。然而，尽管很多药物仍在研究当中，但目前仅有少数获得 FDA 批准用于肿瘤治疗，其中包括干扰素类和白细胞介素 - 2（Lee 和 Margolin，2011）。

干扰素 -α（IFN-α）能抑制病毒诱导的肿瘤和上皮肿瘤的生长。干扰素（IFNs）具有抗增殖、免疫调节和抗病毒的特性（Li 等，2009）。干扰素已在多种恶性肿瘤中进行研究，其疗效也各不相同（Platanias，2013；Stein 和 Tiu，2013）。Jorge Quesada 等利用 IFN-α-A 治疗进展型毛细胞白血病，其治疗方案为每天 300 万单位。接受治疗的患者的身体情况有明显好转（Quesada 等，1986）。随后，IFN-α-A 被用于治疗 30 例毛细胞白血病患者，其中 17 例获得部分缓解，9 例完全缓解（Bonnem，1991；Vedantham 等，1992）。因此，FDA 随后批准 IFN-α-A 用于毛细胞白血病的治疗（Veronese 和 Mero，2008）。在黑色素瘤中，IFN-α-A 也是非常有效的辅助治疗药物。多项研究已经证实，IFN-α-A 可显著延长黑色素瘤患者的无复发生存率，但少有研究表明 IFN-α-A 对总生存率有积极的影响，尤其是在部分伴溃疡性原发性黑色素瘤患者中总生存期未见明显延长（Ascierto 等，2014；Kirkwood 等，2001；Mocellin 等，2010；Pasquali 和 Mocellin，2010）。IFN-α-A 与聚乙二醇偶联似乎可以在不改变疗效的情况下减少不良反应。因此，聚乙二醇修饰的 IFN-α-A 在 2011 年被 FDA 批准可应用于转移性黑色素瘤的治疗（Eggermont 等，2008）。但该药物与流感样综合征、恶心、头晕、厌食和白细胞减少等不良反应有关（Daud 等，2012），这些不良反应限制了该药物的临床应用。

白细胞介素 -2（IL-2）对免疫系统具有多效性作用，尤其在 T 细胞和 NK 细胞的活化中发挥重要作用（Morgan 等，1976）。它已被 FDA 批准用于转移性黑色素瘤和肾细胞癌（Jiang 等，2016）。在最初的临床研究中，高剂量（high dose，HD）的白细胞介素 -2 使 7 例黑色素瘤患者中的 4 例和 3 例肾细胞癌患者均出现治疗应答（Rosenberg 等，1985）。针对 255 例转移性肾细胞癌患者的 Ⅱ 期临床研究显示，使用高剂量白细胞介素 -2 的应答率为 15%（Rosenberg，2014）。虽然白细胞介素 -2 单药被批准用于肾细胞癌和黑色素瘤的治疗，但它并没有改善这些患者的总体生存率。白细胞介素 -2 联合其他抗肿瘤治疗可增加其疗效并减少不良反应。在一项肾细胞癌的Ⅲ期临床研究中，低剂量白细胞介素 -2 联合 IFN-α 的应答率显著高于高剂量白细胞介素 -2 单药组（McDermott 等，2005）。但是，白细胞介素 -2 联合其他化疗药物并没有取得显著效果（Ives 等，2007；Sasse 等，2007）。而联合靶向抑制剂可提高其治疗疗效（Chen 等，1997；Bersanelli 等，2014）。最近的一项Ⅲ期临床研究比较了高剂量白细胞介素 -2 单药和白细胞介素 -2 联合 gp100 肽疫苗的治疗效果（Schwartzentruber 等，2011）。研究表明，白细胞介素 -2 提高了 gp100 肽疫苗对黑色素瘤的治疗疗效（Overwijk 等，2000；Smith 等，2008）。高剂量白细胞介素 -2 可以作为黑色素瘤的辅助治疗策略。白细胞介素 -2 的不良反应包括血管渗漏综合征、肺水肿、低血压和心脏毒性等（Peace 和 Cheever，1989）。

联合治疗

为取得治疗效果，相当数量的肿瘤患者在治疗过程所需要的药物远远不止一种。获得肿瘤的完全缓解，通常需要作用于不同靶点的多种药物的联合使用。在肿瘤治疗中许多免疫药物已进行了联合应用的尝试，其中一些取得了振奋人心的结果（Mahoney 等，2015）。CTLA-4 和 PD-1 抑制剂通过不同的信号通路激活 T 细胞，目前已被联合应用于肿瘤治疗（Topalian 等，2011）。2015 年，纳武单抗和伊匹单抗联合应用被批准用于黑色素瘤的治疗。纳武单抗和伊匹单抗的联合用药增强了抗肿瘤的免疫效应，但同时也增加了不良反应。同样，FDA 已批准贝伐单抗联合 IFN-α 用于肾细胞癌的治疗。鉴于目前市场上的免疫调节剂种类繁多，且正在开发的药物数量更是数不胜数，最大限度地提高药物的抗肿瘤疗效和减少治疗相关毒性的目标将是优化联合免疫疗法的重中之重。

结论

19 世纪，William Coley 首次发现人体对感染的反应可能具有抗肿瘤作用。他用细菌制成的毒素治疗肿瘤患者。这一发现和实践为现代免疫治疗奠定了基础。经过几十年的努力和奉献，科学家们已经开发出利用免疫系统对抗肿瘤的各种技术。目前已经开展了多项临床试验来评估这些产品的临床效果。检查点抑制剂的发现彻底改变了现代肿瘤学。而最终以提高治疗成功率为目标的联合治疗的开发、预测治疗应答的生物标志物的鉴定和新药的研究仍有很大的发展空间。

（高　松 译；李一林 审校）

参考文献

［1］Ascierto, P. A., Chiarion-Sileni, V., Muggiano, A., Mandala, M., Pimpinelli, N., Del Vecchio, M., Rinaldi, G., Simeone, E., & Queirolo, P. (2014). Interferon alpha for the adjuvant treatment of melanoma: Review of international literature and practical recommendations from an expert panel on the use of interferon. *Journal of Chemotherapy, 26*, 193–201.

［2］Beatty, G. L., & Gladney, W. L. (2015). Immune escape mechanisms as a guide for cancer immunotherapy. *Clinical Cancer Research, 21*, 687–692.

［3］Bersanelli, M., Buti, S., Camisa, R., Brighenti, M., Lazzarelli, S., Mazza, G., & Passalacqua, R. (2014). Gefitinib plus interleukin-2 in advanced non-small cell lung cancer patients previously treated with chemotherapy. *Cancers (Basel), 6*, 2035–2048.

［4］Bonnem, E. M. (1991). alpha Interferon: The potential drug of adjuvant therapy: Past achievements and future challenges. *European Journal of Cancer, 27*(Suppl 4), S2–S6.

［5］Brahmer, J., Reckamp, K. L., Baas, P., Crino, L., Eberhardt, W. E., Poddubskaya, E., Antonia, S., Pluzanski, A., Vokes, E. E., Holgado, E., Waterhouse, D., Ready, N., Gainor, J., Aren Frontera, O., Havel, L., Steins, M., Garassino, M. C., Aerts, J. G., Domine, M., Paz-Ares, L., Reck, M., Baudelet, C., Harbison, C. T., Lestini, B., & Spigel, D. R. (2015). Nivolumab versus docetaxel in advanced squamous-cell non-small-cell lung cancer. *The New England Journal of Medicine, 373*, 123–135.

［6］Brown, S. M., Maclean, A. R., Mckie, E. A., & Harland, J. (1997). The herpes simplex virus virulence factor ICP34.5 and the cellular protein MyD116 complex with proliferating cell nuclear antigen through the 63-amino-acid domain conserved in ICP34.5, MyD116, and GADD34. *Journal of Virology, 71*, 9442–9449.

［7］Chen, D. S., & Mellman, I. (2013). Oncology meets immunology: The cancer-immunity cycle. *Immunity, 39*, 1–10.

[8] Chen, Y. M., Yang, W. K., Whang-Peng, J., Tsai, W. Y., Hung, Y. M., Yang, D. M., Lin, W. C., Perng, R. P., & Ting, C. C. (1997). Restoration of the immunocompetence by IL-2 activation and TCR-CD3 engagement of the in vivo anergized tumor-specific CTL from lung cancer patients. *Journal of Immunotherapy, 20*, 354–364.

[9] Chiocca, E. A., & Rabkin, S. D. (2014). Oncolytic viruses and their application to cancer immunotherapy. *Cancer Immunology Research, 2*, 295–300.

[10] Copier, J., & Dalgleish, A. (2010). Whole-cell vaccines: A failure or a success waiting to happen? *Current Opinion in Molecular Therapeutics, 12*, 14–20.

[11] Daud, A., Soon, C., Dummer, R., Eggermont, A. M., Hwu, W. J., Grob, J. J., Garbe, C., & Hauschild, A. (2012). Management of pegylated interferon alpha toxicity in adjuvant therapy of melanoma. *Expert Opinion on Biological Therapy, 12*, 1087–1099.

[12] Deweese, T. L., Van Der Poel, H., Li, S., Mikhak, B., Drew, R., Goemann, M., Hamper, U., Dejong, R., Detorie, N., Rodriguez, R., Haulk, T., Demarzo, A. M., Piantadosi, S., Yu, D. C., Chen, Y., Henderson, D. R., Carducci, M. A., Nelson, W. G., & Simons, J. W. (2001). A phase I trial of CV706, a replication-competent, PSA selective oncolytic adenovirus, for the treatment of locally recurrent prostate cancer following radiation therapy. *Cancer Research, 61*, 7464–7472.

[13] Dong, H., Zhu, G., Tamada, K., & Chen, L. (1999). B7-H1, a third member of the B7 family, co-stimulates T-cell proliferation and interleukin-10 secretion. *Nature Medicine, 5*, 1365–1369.

[14] Dunn, G. P., Old, L. J., & Schreiber, R. D. (2004). The three Es of cancer immunoediting. *Annual Review of Immunology, 22*, 329–360.

[15] Eggermont, A. M., Suciu, S., Santinami, M., Testori, A., Kruit, W. H., Marsden, J., Punt, C. J., Sales, F., Gore, M., Mackie, R., Kusic, Z., Dummer, R., Hauschild, A., Musat, E., Spatz, A., Keilholz, U., & GROUP, E. M. (2008). Adjuvant therapy with pegylated interferon alfa-2b versus observation alone in resected stage III melanoma: Final results of EORTC 18991, a randomised phase III trial. *Lancet, 372*, 117–126.

[16] Farkona, S., Diamandis, E. P., & Blasutig, I. M. (2016). Cancer immunotherapy: The beginning of the end of cancer? *BMC Medicine, 14*, 73.

[17] Fukuhara, H., Ino, Y., Kuroda, T., Martuza, R. L., & Todo, T. (2005). Triple gene-deleted oncolytic herpes simplex virus vector double-armed with interleukin 18 and soluble B7-1 constructed by bacterial artificial chromosome-mediated system. *Cancer Research, 65*, 10663–10668.

[18] Hamid, O., Robert, C., Daud, A., Hodi, F. S., Hwu, W. J., Kefford, R., Wolchok, J. D., Hersey, P., Joseph, R. W., Weber, J. S., Dronca, R., Gangadhar, T. C., Patnaik, A., Zarour, H., Joshua, A. M., Gergich, K., Elassaiss-Schaap, J., Algazi, A., Mateus, C., Boasberg, P., Tumeh, P. C., Chmielowski, B., Ebbinghaus, S. W., LI, X. N., Kang, S. P., & Ribas, A. (2013). Safety and tumor responses with lambrolizumab (anti-PD-1) in melanoma. *The New England Journal of Medicine, 369*, 134–144.

[19] Harrington, K. J., Ferris, R. L., Blumenschein, G., Jr., Colevas, A. D., Fayette, J., Licitra, L., Kasper, S., Even, C., Vokes, E. E., Worden, F., Saba, N. F., Kiyota, N., Haddad, R., Tahara, M., Grunwald, V., Shaw, J. W., Monga, M., Lynch, M., Taylor, F., Derosa, M., Morrissey, L., Cocks, K., Gillison, M. L., & Guigay, J. (2017). Nivolumab

versus standard, single-agent therapy of investigator's choice in recurrent or metastatic squamous cell carcinoma of the head and neck (CheckMate 141): Health-related quality-of-life results from a randomised, phase 3 trial. *The Lancet Oncology, 18*, 1104–1115.

[20] Hideshima, T., Bergsagel, P. L., Kuehl, W. M., & Anderson, K. C. (2004). Advances in biology of multiple myeloma: Clinical applications. *Blood, 104*, 607–618.

[21] Higano, C. S., Schellhammer, P. F., Small, E. J., Burch, P. A., Nemunaitis, J., Yuh, L., Provost, N., & Frohlich, M. W. (2009). Integrated data from 2 randomized, double-blind, placebo-controlled, phase 3 trials of active cellular immunotherapy with sipuleucel-T in advanced prostate cancer. *Cancer, 115*, 3670–3679.

[22] Hodi, F. S., O'day, S. J., Mcdermott, D. F., Weber, R. W., Sosman, J. A., Haanen, J. B., Gonzalez, R., Robert, C., Schadendorf, D., Hassel, J. C., Akerley, W., Van Den Eertwegh, A. J., Lutzky, J., Lorigan, P., Vaubel, J. M., Linette, G. P., Hogg, D., Ottensmeier, C. H., Lebbe, C., Peschel, C., Quirt, I., Clark, J. I., Wolchok, J. D., Weber, J. S., Tian, J., Yellin, M. J., Nichol, G. M., Hoos, A., & Urba, W. J. (2010). Improved survival with ipilimumab in patients with metastatic melanoma. *The New England Journal of Medicine, 363*, 711–723.

[23] Hu, J. C., Coffin, R. S., Davis, C. J., Graham, N. J., Groves, N., Guest, P. J., Harrington, K. J., James, N. D., Love, C. A., Mcneish, I., Medley, L. C., Michael, A., Nutting, C. M., Pandha, H. S., Shorrock, C. A., Simpson, J., Steiner, J., Steven, N. M., Wright, D., & Coombes, R. C. (2006). A phase Ⅰ study of OncoVEXGM-CSF, a second-generation oncolytic herpes simplex virus expressing granulocyte macrophage colony-stimulating factor. *Clinical Cancer Research, 12*, 6737–6747.

[24] Ives, N. J., Stowe, R. L., Lorigan, P., & Wheatley, K. (2007). Chemotherapy compared with biochemotherapy for the treatment of metastatic melanoma: A meta-analysis of 18 trials involving 2,621 patients. *Journal of Clinical Oncology, 25*, 5426–5434.

[25] Jiang, T., Zhou, C., & Ren, S. (2016). Role of IL-2 in cancer immunotherapy. *Oncoimmunology, 5*, e1163462.

[26] Kantoff, P. W., Higano, C. S., Shore, N. D., Berger, E. R., Small, E. J., Penson, D. F., Redfern, C. H., Ferrari, A. C., Dreicer, R., Sims, R. B., Xu, Y., Frohlich, M. W., Schellhammer, P. F., & Investigators, I. S. (2010). Sipuleucel-T immunotherapy for castration-resistant prostate cancer. *The New England Journal of Medicine, 363*, 411–422.

[27] Kaufman, H. L., & Bines, S. D. (2010). OPTIM trial: A Phase Ⅲ trial of an oncolytic herpes virus encoding GM-CSF for unresectable stage Ⅲ or Ⅳ melanoma. *Future Oncology, 6*, 941–949.

[28] Kaufman, H. L., Kohlhapp, F. J., & Zloza, A. (2015). Oncolytic viruses: A new class of immunotherapy drugs. *Nature Reviews. Drug Discovery, 14*, 642–662.

[29] Kirkwood, J. M., Ibrahim, J. G., Sosman, J. A., Sondak, V. K., Agarwala, S. S., Ernstoff, M. S., & Rao, U. (2001). High-dose interferon alfa-2b significantly prolongs relapse-free and overall survival compared with the GM2-KLH/QS-21 vaccine in patients with resected stage Ⅱ B-Ⅲ melanoma: Results of intergroup trial E1694/S9512/C509801. *Journal of Clinical Oncology, 19*, 2370–2380.

[30] Larkin, J., Minor, D., D'angelo, S., Neyns, B., Smylie, M., Miller, W. H. Jr., Gutzmer,

R., Linette, G., Chmielowski, B., Lao, C. D., Lorigan, P., Grossmann, K., Hassel, J. C., Sznol, M., Daud, A., Sosman, J., Khushalani, N., Schadendorf, D., Hoeller, C., Walker, D., Kong, G., Horak, C., & Weber, J. (2017). Overall survival in patients with advanced melanoma who received nivolumab versus investigator's choice chemotherapy in CheckMate 037: A randomized, controlled, open-label phase Ⅲ trial. *Journal of Clinical Oncology*, JCO2016718023.

[31] Lee, S., & Margolin, K. (2011). Cytokines in cancer immunotherapy. *Cancers (Basel)*, *3*, 3856–3893.

[32] Li, M., Liu, X., Zhou, Y., & Su, S. B. (2009). Interferon-lambdas: The modulators of antivirus, anti-tumor, and immune responses. *Journal of Leukocyte Biology, 86*, 23–32.

[33] Linsley, P. S., Bradshaw, J., Greene, J., Peach, R., Bennett, K. L., & Mittler, R. S. (1996). Intracellular trafficking of CTLA-4 and focal localization towards sites of TCR engagement. *Immunity, 4*, 535–543.

[34] Liu, B. L., Robinson, M., Han, Z. Q., Branston, R. H., English, C., REAY, P., Mcgrath, Y., Thomas, S. K., Thornton, M., Bullock, P., Love, C. A., & Coffin, R. S. (2003). ICP34.5 deleted herpes simplex virus with enhanced oncolytic, immune stimulating, and anti-tumour properties. *Gene Therapy, 10*, 292–303.

[35] Long, G. V., Weber, J. S., Larkin, J., Atkinson, V., Grob, J. J., Schadendorf, D., Dummer, R., Robert, C., Marquez-Rodas, I., Mcneil, C., Schmidt, H., Briscoe, K., Baurain, J. F., Hodi, F. S. & Wolchok, J. D. (2017). Nivolumab for patients with advanced melanoma treated beyond progression: Analysis of 2 phase 3 clinical trials. *JAMA Oncology*.

[36] Lonial, S., Kaufman, J., Reece, D., Mateos, M. V., Laubach, J., & Richardson, P. (2016). Update on elotuzumab, a novel anti-SLAMF7 monoclonal antibody for the treatment of multiple myeloma. *Expert Opinion on Biological Therapy, 16*, 1291–1301.

[37] Magen, H., & Muchtar, E. (2016). Elotuzumab: The first approved monoclonal antibody for multiple myeloma treatment. *Therapeutic Advances in Hematology, 7*, 187–195.

[38] Mahoney, K. M., Rennert, P. D., & Freeman, G. J. (2015). Combination cancer immunotherapy and new immunomodulatory targets. *Nature Reviews. Drug Discovery, 14*, 561–584.

[39] Mcdermott, D. F., Regan, M. M., Clark, J. I., Flaherty, L. E., Weiss, G. R., Logan, T. F., Kirkwood, J. M., Gordon, M. S., Sosman, J. A., Ernstoff, M. S., Tretter, C. P., Urba, W. J., Smith, J. W., Margolin, K. A., Mier, J. W., Gollob, J. A., Dutcher, J. P., & Atkins, M. B. (2005). Randomized phase Ⅲ trial of high-dose interleukin-2 versus subcutaneous interleukin-2 and interferon in patients with metastatic renal cell carcinoma. *Journal of Clinical Oncology, 23*, 133–141.

[40] Mellman, I., Coukos, G., & Dranoff, G. (2011). Cancer immunotherapy comes of age. *Nature, 480*, 480–489.

[41] Mocellin, S., Pasquali, S., Rossi, C. R., & Nitti, D. (2010). Interferon alpha adjuvant therapy in patients with high-risk melanoma: A systematic review and meta-analysis. *Journal of the National Cancer Institute, 102*, 493–501.

[42] Morgan, D. A., Ruscetti, F. W., & Gallo, R. (1976). Selective in vitro growth of T lymphocytes from normal human bone marrows. *Science, 193*, 1007–1008.

[43] Motz, G. T., & Coukos, G. (2013). Deciphering and reversing tumor immune suppression. *Immunity, 39*, 61–73.

［44］Nour, N. M. (2009). Cervical cancer: A preventable death. *Review of Obstetrics and Gynecology, 2,* 240–244.

［45］Overwijk, W. W., Theoret, M. R., & Restifo, N. P. (2000). The future of interleukin-2: Enhancing therapeutic anti-cancer vaccines. *The Cancer Journal from Scientific American, 6*(Suppl 1), S76–S80.

［46］Palucka, K., & Banchereau, J. (2012). Cancer immunotherapy via dendritic cells. *Nature Reviews. Cancer, 12,* 265–277.

［47］Pasquali, S., & Mocellin, S. (2010). The anti-cancer face of interferon alpha (IFN-alpha): From biology to clinical results, with a focus on melanoma. *Current Medicinal Chemistry, 17,* 3327–3336.

［48］Peace, D. J., & Cheever, M. A. (1989). Toxicity and therapeutic efficacy of high-dose interleukin 2. In vivo infusion of antibody to NK-1.1 attenuates toxicity without compromising efficacy against murine leukemia. *The Journal of Experimental Medicine, 169,* 161–173.

［49］Peggs, K. S., Quezada, S. A., Korman, A. J., & Allison, J. P. (2006). Principles and use of anti-CTLA4 antibody in human cancer immunotherapy. *Current Opinion in Immunology, 18,* 206–213.

［50］Platanias, L. C. (2013). Interferons and their anti-tumor properties. *Journal of Interferon & Cytokine Research, 33*(4), 143.

［51］Quesada, J. R., Hersh, E. M., Manning, J., Reuben, J., Keating, M., Schnipper, E., Itri, L., & Gutterman, J. U. (1986). Treatment of hairy cell leukemia with recombinant alpha-interferon. *Blood, 68,* 493–497.

［52］Reck, M., Rodriguez-Abreu, D., Robinson, A. G., Hui, R., Csoszi, T., Fulop, A., Gottfried, M., Peled, N., Tafreshi, A., Cuffe, S., O'brien, M., Rao, S., Hotta, K., Leiby, M. A., Lubiniecki, G. M., Shentu, Y., Rangwala, R., Brahmer, J. R., & Investigators, K. (2016). Pembrolizumab versus chemotherapy for PD-L1-positive non-small-cell lung cancer. *The New England Journal of Medicine, 375,* 1823–1833.

［53］Robert, C., Schachter, J., Long, G. V., Arance, A., Grob, J. J., Mortier, L., Daud, A., Carlino, M. S., Mcneil, C., Lotem, M., Larkin, J., Lorigan, P., Neyns, B., Blank, C. U., Hamid, O., Mateus, C., Shapira-Frommer, R., Kosh, M., Zhou, H., Ibrahim, N., Ebbinghaus, S., Ribas, A., & Investigators, K. (2015). Pembrolizumab versus ipilimumab in advanced melanoma. *The New England Journal of Medicine, 372,* 2521–2532.

［54］Robert, C., Thomas, L., Bondarenko, I., O'day, S., Weber, J., Garbe, C., Lebbe, C., Baurain, J. F., Testori, A., Grob, J. J., Davidson, N., Richards, J., Maio, M., Hauschild, A., Miller, W. H., Jr., Gascon, P., Lotem, M., Harmankaya, K., Ibrahim, R., Francis, S., Chen, T. T., Humphrey, R., Hoos, A., & Wolchok, J. D. (2011). Ipilimumab plus dacarbazine for previously untreated metastatic melanoma. *The New England Journal of Medicine, 364,* 2517–2526.

［55］Rosenberg, S. A. (2014). IL-2: The first effective immunotherapy for human cancer. *Journal of Immunology, 192,* 5451–5458.

［56］Rosenberg, S. A., Lotze, M. T., Muul, L. M., Leitman, S., Chang, A. E., Ettinghausen, S. E., Matory, Y. L., Skibber, J. M., Shiloni, E., Vetto, J. T., et al. (1985). Observations on the systemic administration of autologous lymphokine-activated killer cells and recombinant interleukin-2 to patients with metastatic cancer. *The New England Journal of Medicine, 313,* 1485–1492.

[57] Rosenberg, S. A., Yang, J. C., & Restifo, N. P. (2004). Cancer immunotherapy: Moving beyond current vaccines. *Nature Medicine, 10,* 909–915.

[58] Sabado, R. L., & Bhardwaj, N. (2013). Dendritic cell immunotherapy. *Annals of the New York Academy of Sciences, 1284,* 31–45.

[59] Sasse, A. D., Sasse, E. C., Clark, L. G., Ulloa, L., & Clark, O. A. (2007). Chemoimmunotherapy versus chemotherapy for metastatic malignant melanoma. *Cochrane Database of Systematic Reviews,* (1), CD005413.

[60] Schuler, G. (2010). Dendritic cells in cancer immunotherapy. *European Journal of Immunology, 40,* 2123–2130.

[61] Schwartzentruber, D. J., Lawson, D. H., Richards, J. M., Conry, R. M., Miller, D. M., Treisman, J., Gailani, F., Riley, L., Conlon, K., Pockaj, B., Kendra, K. L., White, R. L., Gonzalez, R., Kuzel, T. M., Curti, B., Leming, P. D., Whitman, E. D., Balkissoon, J., Reintgen, D. S., Kaufman, H., Marincola, F. M., Merino, M. J., Rosenberg, S. A., Choyke, P., Vena, D., & Hwu, P. (2011). Gp100 peptide vaccine and interleukin-2 in patients with advanced melanoma. *The New England Journal of Medicine, 364,* 2119–2127.

[62] Sharpe, A. H., Wherry, E. J., Ahmed, R., & Freeman, G. J. (2007). The function of programmed cell death 1 and its ligands in regulating autoimmunity and infection. *Nature Immunology, 8,* 239–245.

[63] Siegel, R. L., Miller, K. D., & Jemal, A. (2015). Cancer statistics, 2015. *CA: a Cancer Journal for Clinicians, 65,* 5–29.

[64] Smith, F. O., Downey, S. G., Klapper, J. A., Yang, J. C., Sherry, R. M., Royal, R. E., Kammula, U. S., Hughes, M. S., Restifo, N. P., Levy, C. L., White, D. E., Steinberg, S. M., & Rosenberg, S. A. (2008). Treatment of metastatic melanoma using interleukin-2 alone or in conjunction with vaccines. *Clinical Cancer Research, 14,* 5610–5618.

[65] Smyth, M. J., Dunn, G. P., & Schreiber, R. D. (2006). Cancer immunosurveillance and immunoediting: The roles of immunity in suppressing tumor development and shaping tumor immunogenicity. *Advances in Immunology, 90,* 1–50.

[66] Stein, B. L., & Tiu, R. V. (2013). Biological rationale and clinical use of interferon in the classical BCR-ABL-negative myeloproliferative neoplasms. *Journal of Interferon & Cytokine Research, 33,* 145–153.

[67] Tesfay, M. Z., Kirk, A. C., Hadac, E. M., Griesmann, G. E., Federspiel, M. J., Barber, G. N., Henry, S. M., Peng, K. W., & Russell, S. J. (2013). PEGylation of vesicular stomatitis virus extends virus persistence in blood circulation of passively immunized mice. *Journal of Virology, 87,* 3752–3759.

[68] Toda, M., Martuza, R. L., & Rabkin, S. D. (2000). Tumor growth inhibition by intratumoral inoculation of defective herpes simplex virus vectors expressing granulocyte-macrophage colony-stimulating factor. *Molecular Therapy, 2,* 324–329.

[69] Tomita, Y., Fukasawa, S., Shinohara, N., Kitamura, H., Oya, M., Eto, M., Tanabe, K., Kimura, G., Yonese, J., Yao, M., Motzer, R. J., Uemura, H., Mchenry, M. B., Berghorn, E., & Ozono, S. (2017). Nivolumab versus everolimus in advanced renal cell carcinoma: Japanese subgroup analysis from the CheckMate 025 study. *Japanese Journal of Clinical*

Oncology, 1–8.

[70] Topalian, S. L., Weiner, G. J., & Pardoll, D. M. (2011). Cancer immunotherapy comes of age. *Journal of Clinical Oncology, 29*, 4828–4836.

[71] Vansteenkiste, J., Betticher, D., Eberhardt, W., & De Leyn, P. (2007). Randomized controlled trial of resection versus radiotherapy after induction chemotherapy in stage ⅢA-N2 non-small cell lung cancer. *Journal of Thoracic Oncology, 2*, 684–685.

[72] Vedantham, S., Gamliel, H., & Golomb, H. M. (1992). Mechanism of interferon action in hairy cell leukemia: A model of effective cancer biotherapy. *Cancer Research, 52*, 1056–1066.

[73] Veronese, F. M., & Mero, A. (2008). The impact of PEGylation on biological therapies. *BioDrugs, 22*, 315–329.

[74] Yaddanapudi, K., Mitchell, R. A., & Eaton, J. W. (2013). Cancer vaccines: Looking to the future. *Oncoimmunology, 2*, e23403.

第 3 章　黑色素瘤的免疫治疗

Matthew S. Block

黑色素瘤和机体免疫系统

长期以来，黑色素瘤被公认为是一种极具"免疫原性"的肿瘤。在未接受治疗的黑色素瘤（包括播散性黑色素瘤）患者中，偶可观察到肿瘤自发消退。这提示针对肿瘤的宿主免疫反应可以根除肿瘤（Baker，1964；Everson，1967；Nathanson，1976）。最初，人们无法解释黑色素瘤自发消退的机制，但许多研究者认为该现象与宿主免疫系统有极大关系。随着细胞免疫应答成分逐渐被阐明，人们注意到肿瘤浸润淋巴细胞（tumor infiltrating lymphocyte，TIL）与黑色素瘤转归之间存在联系（Clark 等，1969；Poppema 等，1983；Strohal 等，1994），并有研究者证实了 TIL 和黑色素瘤自发消退之间的相关性（Mackensen 等，1994）。在人们阐明克隆性 TIL 能识别、裂解自体黑色素瘤细胞后，肿瘤免疫治疗的概念得到了有力推动（Topalian 等，1989；Itoh 等，1988；Sensi 等，1993）。随后，科学家进一步发现黑色素瘤患者常合并白癜风，它是由免疫系统介导的良性黑色素细胞破坏引起的皮肤色素损失。这一现象也证明了免疫系统可以攻击肿瘤（Bystryn，1989）。由于人们较早认识到黑色素瘤的免疫原性（以及转移性黑色素瘤对化疗、放疗的相对不敏感性），它已成为免疫治疗研究中应用最多的癌种。因此，为了阐述黑色素瘤中的各种免疫疗法的基本原理，我们将首先讨论黑色素瘤激活和抑制宿主抗肿瘤免疫应答的机制。

黑色素瘤的固有免疫原性

在发现机体免疫系统能识别黑色素瘤后，研究者便开始寻找免疫识别相关抗原。到目前为止，黑色素瘤抗原分为肿瘤 – 睾丸抗原、过表达抗原、黑色素细胞分化抗原和新抗原。肿瘤 – 睾丸抗原是一类种系编码抗原，在人体大多数组织中不表达或极少表达，但可表达于睾丸（该组织中通常没有 HLA Ⅰ 类抗原表达）和黑色素瘤细胞的一个亚群中。Van der Bruggen 和 Chomez 等发现了第一个肿瘤 – 睾丸抗原——黑色素瘤编码抗原（melanoma antigen-encoding，MAGE）蛋白（Van Der Bruggen 等，1991；Chomez 等，2001）。过表达抗原在通常情况下表达水平较低，但在肿瘤中可以较高水平表达。它包括 survivin 蛋白（Schmitz 等，2000）、黑色素瘤优先表达抗原（melanoma antigen preferentially expressed in tumors，PRAME）（Ikeda 等，1997）和端粒酶（Vonderheide 等，1999）。黑色素细胞分化抗原在黑色素瘤细胞和正常黑色素细胞中均有表达。肿瘤浸润淋巴细胞（TIL）可识别分化抗原 Melan A（MART-1）（Kawakami 等，1994）、糖蛋白 100（glycoprotein 100，gp100）（Bakker 等，1994）和酪氨酸酶（Brichard 等，1993）。该现象说明，机体可能通过自身耐受机制避免对表达分化抗原的黑色素细胞发起攻击。随着可预测抗原肽与 HLA 分子结合可能性的二代测序技术及算法的出现（Overwijk 等，2013），人们发现，由突变蛋白组成的抗原（即新抗原）可被大部分黑色素瘤 TIL 识别（Gros 等，2016）。值得注意的是，由于黑色素瘤具有较多非同义突变，因此，它们具有所有肿瘤中最高的平均新抗原数（Schumacher 和 Schreiber，2015）。

黑色素瘤是最容易刺激机体产生适应性免疫应答的肿瘤。除此之外，它也能通过多种机制激活固有免疫系统。分析相关基因表达谱发现，黑色素瘤转移灶中存在 I 型干扰素（type I interferons）高表达（Harlin 等，2009）。I 型干扰素是固有免疫细胞在各种刺激因素作用下合成的细胞因子，通常在固有免疫受体，如 Toll 样受体（toll-like receptors，TLRs）、点状受体（nod-like receptors，NLRs）、C 型凝集素受体和 STING 受体与配体结合后产生（Gajewski 等，2012）。据报道，黑色素瘤中高表达多种类型损伤相关分子模式（damage-associated molecular patterns，DAMPs），它们能够刺激 I 型干扰素的产生，也能增强黑色素瘤的固有免疫原性。

黑色素瘤免疫抑制机制

尽管黑色素瘤含有较高的抗原数及固有免疫刺激，但对于大多数晚期黑色素瘤，宿主的免疫应答并不能起到根除肿瘤的作用。造成该现象的原因，部分由于"免疫编辑"（即进化过程中选择不表达显性抗原的黑色素瘤细胞亚克隆），部分由于黑色素瘤诱导的免疫抑制。大多数黑色素瘤的免疫逃逸机制与肿瘤微环境（tumor microenvironment，TME）的改变有关。其中关键手段之一是 HLA I 类分子丢失，进而导致抗原表达缺乏（Ferrone 和 Marincola，1995）。从理论上说，HLA I 类分子缺失会导致肿瘤细胞对自然杀伤（natural killer，NK）细胞的识别、杀伤作用更加敏感，但黑色素瘤可通过下调自身 NK 细胞配体以破坏 NK 细胞正常的功能（Burke 等，2010）。除了免疫细胞识别配体的表达缺失之外，黑色素瘤可在肿瘤微环境中产生多种免疫抑制因子，包括血管内皮生长因子（vascular endothelial growth factor，VEGF）、转化生长因子 β（transforming growth factor beta，TGF-β）、白细胞介素 -10（interleukin 10，IL-10）和一氧化氮（nitric oxide，NO）（Kusmartsev 和 Gabrilovich，2006）。此外，许多黑色素瘤组成性表达吲哚胺 2,3- 二氧合酶（indolamine 2,3-dioxygenase，IDO），它是一种能将色氨酸转化为犬尿氨酸的关键酶（Uyttenhove 等，2003）。由于色氨酸利于细胞毒性 T 细胞（cytotoxic T cell，CTL）、辅助性 T 细胞 1（T-helper 1，Th1）发挥功能（Hwu 等，2000），而犬尿氨酸支持调节性 T 细胞（regulatory T cell，Treg）发挥功能（Mezrich 等，2010）。因此，黑色素瘤介导的 IDO 表达可导致促炎性 T 细胞失活，并引起抑制性 Tregs 数量增加。Tregs 可导致髓样抑制细胞（myeloid-derived suppressor cells，MDSCs）扩增，而后者可产生精氨酸酶 1（arginase 1；该酶可耗竭效应 T 细胞发挥功能所需的 L- 精氨酸）及诱导型一氧化氮合酶（inducible nitric oxide synthase，iNOS；该酶可介导 NO 和活性氧的产生）（Umansky 和 Sevko，2012）。

程序性死亡配体 1（programmed death ligand 1，PD-L1）是黑色素瘤中最广为人知的免疫抑制因子。通过与程序性细胞死亡蛋白 1（PD-1）结合，PD-L1 可激活酪氨酸蛋白磷酸酶非受体 11 型（tyrosine-protein phosphatase non-receptor type 11，PTPN11，也称为 Shp2），并减弱 CD28 及 T 细胞受体介导的信号传导。在大多数黑色素瘤中，PD-L1 并非组成性表达，而是在多种刺激作用下诱导表达。其中，TIL 产生的 IFN 是最经典的诱导表达物质（Spranger 等，2013）。通过上调 PD-L1 的表达，黑色素瘤细胞限制了自身在 Th1 的调节的免疫应答中所受免疫损伤的程度。另外，BRAF 抑制剂也可引起 PD-L1 的上调（Jiang 等，2013），进而削弱靶向治疗疗效。除此之外，尽管膜结合型 PD-L1 的免疫抑制特性受到更多关注，但有研究表明，部分黑色素瘤也同时分泌 PD-L1 的可溶性剪接变体（Zhou 等，2017），且其表达水平升高为黑色素瘤的预后不良因素。有一类抑制 PD-L1 与 PD-1 相互作用的抗体（详见后文），它们的临床疗效或许能最好地反映 PD-L1 在黑色素瘤介导的免疫抑制中起到的关键作用。

尽管上述免疫抑制介质主要在黑色素瘤微环境中起作用，但人们已证实，黑色素瘤能引起局部和（或）全身免疫反应，进而抑制抗肿瘤免疫应答。有研究者对早期黑色素瘤患者进行前哨淋巴结切除活检，证实了 Th2 细胞极化的存在。这种淋巴结复极化现象包括 CD8[+]T 细胞的减少和血管内皮生长因子（vascular endothelial growth factor，VEGF）的增多（Grotz 等，2015），甚至存在于 I 期黑色素瘤患者中。在一定程度上，该现象通过含有数种免疫抑制因子的细胞外囊泡（extracellular vesicles，EVs）发挥精细功能而实现（Maus 等，2017）。一旦黑色素瘤发生转移，许多患者可出现全身性 Th2 细胞极化，表现为 Th1 细胞功能障碍及循环高水平 Th2 细胞因子（Nevala 等，2009）。同时，转移性黑色素瘤患者也可出现循环树突状细胞减少及单核细胞功能改变（Chavan 等，2014）。尽管机体免疫从 Th1 主导转变为 Th2 主导的背后机制尚未完全清楚，但原因之一可能是半乳凝集素 9——它广泛存在于转移性黑色素瘤患者的血浆中，并可将免疫反应由 Th1 主导转变为 Th2 细胞主导（Enninga 等，2016）。同时，局部及全身性免疫失调可能影响黑色素瘤免疫治疗的疗效（见表 3.1）。

表 3.1　黑色素瘤抗原和免疫调节特性

免疫原性因素	免疫抑制因素
高水平的 T 细胞抗原	抗原丢失
肿瘤 - 睾丸抗原（MAGE 家族、NY-ESO-1 等）	HLA 分子丢失
	NK 细胞配体丢失
过表达抗原（survivin 蛋白、PRAME、端粒酶等）	产生免疫抑制性细胞因子
	TGF-β
黑色素细胞分化抗原（MART–1、酪氨酸酶、gp100 等）	VEGF
	IL-10
新抗原（由于存在高水平非同义突变负荷，所以在所有类型肿瘤中数量最多）	NO
	PD-L1
先天免疫系统强烈刺激因子	IDO（支持 Tregs 功能，抑制 CTLs 和 Th1s 功能）
热休克蛋白	
其他损伤有关的分子模式（DAMPs）	MDSCs
	区域淋巴结的 Th2 漂移
	全身性 Th2 细胞复极化

黑色素瘤的辅助性免疫治疗

原发黑色素瘤切除后，其复发风险取决于原发肿瘤部位、浸润深度及区域淋巴结转移与否。无淋巴结转移的浅表型皮肤黑色素瘤远处转移风险非常小，不推荐进行全身治疗。但对于非皮肤黑色素瘤、厚的原发皮肤黑色素瘤及伴淋巴结转移的黑色素瘤，根治性手术后的复发风险仍相对较高。化疗虽然对大部分切除后实体瘤有效，但在黑色素瘤的辅助治疗中仍未发现获益。到目前为止，有两种免疫治疗手段——IFN-α 和伊匹单抗（Ipilimumab），已被 FDA 批准用于治疗手术切除后的Ⅲ期黑色素瘤。其他黑色素瘤辅助免疫治疗手段也正在试验中。

干扰素 -α

干扰素（IFN）是一类人体自然合成的蛋白，是机体对某些病原体感染产生的应答，尤其在病毒感染时产生。IFN-α 由固有免疫系统中的白细胞分泌，它能刺激一系列的宿主免疫功能，包括通过下丘脑作用诱导机体发热（Wang 等，2004）、增加 MHC Ⅰ 类分子的表达（Schiavoni 等，2013）、增加 T 细胞共刺激（Snell 等，2017），以及直接损伤肿瘤细胞生长（Balmer，1985）。

基于这些特性，人们开始研究重组 IFN-α 作为切除后高风险黑色素瘤患者辅助治疗方法的疗效。已有多项随机临床试验针对水化及聚乙二醇化 IFN-α 开展研究。一篇纳入 18 项随机临床试验的荟萃分析显示，作为Ⅱ期和Ⅲ期黑色素瘤的辅助治疗手段，IFN-α 可延长无病生存期（HR 0.83,CI 0.78~0.87），并小幅度延长总生存期（HR 0.91，CI 0.85~0.97）（Mocellin 等，2013）。并且，每 35 名黑色素瘤患者中就有 1 名患者需要接受 IFN-α 治疗以预防死亡。另一篇荟萃分析研究了不同形式和剂量的 IFN-α 的临床疗效，结果显示，IFN-α 辅助治疗可在一定水平上延长患者的无进展生存期及总生存期，分别将 10 年无进展生存期和 10 年总生存期提高了 2.5% 和 2.6%。

然而，部分接受 IFN-α 辅助治疗的患者会产生显著毒性反应，以疲劳、抑郁、肝功能异常、发热、头痛及肌痛最为常见。在不同类型 IFN-α

中，毒性反应发生率也存在明显差异：高剂量疗法（每平方米 2000 万单位静脉注射，以不同频率）的毒性反应率显著高于中等剂量疗法（每平方米 500~1000 万单位静脉注射）、低剂量疗法（每平方米 300 万单位静脉注射）及聚乙二醇化 IFN-α（6μg/kg 皮下给药，每周 1 次）。关于严重（3 级或更高）毒性反应发生率的对比见表 3.2。

尽管 FDA 已批准将 IFN-α 用于切除后高风险黑色素瘤的辅助治疗，但由于其抗肿瘤效果较弱而毒性反应显著，因此，在实际应用中仍存在一些争议。

表 3.2　干扰素相关毒性反应

毒性反应	聚乙二醇化 IFN-α	高剂量 IFN-α	中等剂量 IFN-α	低剂量 IFN-α
疲劳	16%	21%~25%	13%~15%	1%~6%
肝功能异常	11%	27%~29%	4%~5%	2%~4%
发热	5%	10%~35%	19%~22%	< 1%
头痛	4%	10%~12%	6%	0%
肌痛	5%	15%~17%	8%	3%
抑郁	7%	40%	10%~12%	1%~4%

伊匹单抗

随着 T 细胞表面诱导性蛋白——细胞毒性 T 淋巴细胞相关抗原 4（cytotoxic T lymphocyte-associated antigen-4, CTLA-4）的共抑制受体功能被阐明，人们很快发现，靶向 CTLA-4 的单克隆抗体能增强抗肿瘤免疫应答（Leach 等，1996）。这一发现促进了相关试验的开展，最终伊匹单抗（Ipitimumab）获得 FDA 批准用于转移性黑色素瘤的治疗（详见本章"转移性黑色素瘤的免疫治疗"一节）。基于伊匹单抗在转移性黑色素瘤辅助治疗中的成功，研究者进一步探索它能否使Ⅲ期黑色素瘤切除后患者获益。为此，一项临床试验对比了Ⅲ期皮肤黑色素瘤切除后患者接受伊匹单抗辅助治疗组（剂量为 10mg/kg）及安慰剂组的生存情况（需要注意的是，对于Ⅲ A 期黑色素瘤患者，转移淋巴结最大直径必须大于 1mm）（Eggermont 等，2015）。结果显示，伊匹单抗辅助治疗可延长无复发生存期（HR 0.75，中位无复发生存期 26.1 个月 vs17.1 个月）。基于此结果，FDA 批准了伊匹单抗在Ⅲ期皮肤黑色素瘤切除后患者的临床应用。后续研究表明，与安慰剂相比，伊匹单抗还能延长患者总生存期（HR 0.72，5 年总生存率 65.4% vs 54.4%）（Eggermont 等，2016）。另一项试验对比伊匹单抗联合 IFN 以及不同剂量伊匹单抗（10mg/kg、3mg/kg）的疗效。该试验目前仍在进行中（U.S. Intergroup E1609，NCT01274338）。

虽然伊匹单抗的作用机制与 IFN 不同，但也能引起显著的免疫相关毒性反应。一般认为，这种毒性反应由 T 细胞抗宿主反应所介导。此外，切除后黑色素瘤患者的毒性反应发生率要显著高于转移性黑色素瘤患者。这可能由于两类患者存在免疫潜能差异，但更大程度上可能归因于两者间伊匹单抗剂量的差异（10mg/kg vs 3mg/kg）。对于使用伊匹单抗辅助治疗的患者，最常见的严重毒性反应包括腹泻、结肠炎、肝炎和垂体炎。与伊匹单抗辅助治疗相关的毒性反应见表 3.3（Eggermont 等，2016）。在伊匹单抗治疗组中，52% 的患者因不良反应停止治疗。在诱导治疗期间，伊匹单抗治疗组和安慰剂治疗组均观察到健康相关生活质量的变化，特别是与腹泻和失眠有关的改变。但在诱导治疗完成后，这些改变消失了（Coens 等，2017）。

表 3.3　伊匹单抗辅助治疗相关毒性反应

毒性反应	任何级别	3 级	4 级	5 级
任何免疫相关不良反应	90.4%	35.9%	5.7%	1.1%
皮肤不良反应	63.3%	4.2%	0%	0%
腹泻	41.2%	9.8%	0%	0%
结肠炎	15.5%	6.8%	0.8%	0.6%
垂体炎	16.3%	4.2%	0.2%	0%
肝酶升高	17.6%	3.0%	1.3%	0%

其他辅助免疫治疗

目前，还有多种免疫疗法作为黑色素瘤切除术后的辅助治疗正在进行研究。随着以 PD-1 分子为靶点的单克隆抗体纳武单抗（Nivolumab）和派姆单抗（Pembrolizumab）在转移性黑色素瘤中获得成功（见本章"转移性黑色素瘤的免疫治疗"一节），许多针对 PD-1 单抗单药或与其他免疫调节药物联合应用的临床试验也随之开展。同时，针对特定黑色素瘤抗原的疫苗、自体或同种异体黑色素瘤细胞组成的疫苗、用肿瘤浸润淋巴细胞（TIL）进行被动免疫等手段也正在研究中。此外，重组粒细胞 - 巨噬细胞集落刺激因子（GM-CSF，sargramostim）等细胞因子的试验也已经在开展中（Lawson 等，2015）。尽管目前 FDA 仅批准将 IFN-α 和伊匹单抗用于切除术后高风险黑色素瘤的免疫治疗，但相信在不久之后，会出现更多辅助性免疫治疗方法。

转移性黑色素瘤的免疫治疗

在实体器官肿瘤中，转移性黑色素瘤大概是免疫治疗疗效最显著的一种。在很长一段时间里，人们使用高剂量白细胞介素 -2 和肿瘤浸润淋巴细胞治疗转移性黑色素瘤；随着免疫检查点抑制剂的出现，免疫治疗成为转移性黑色素瘤的标准一线疗法。在免疫检查点抑制剂出现以前，转移性黑色素瘤患者的中位总生存期仅为 6.2 个月（Korn 等，2008）。而目前许多临床试验结果显示，转移性黑色素瘤患者的中位总生存期已超过 2 年。虽然其他药物（如 BRAF 和 MEK 小分子抑制剂）在一定程度上延长了 *BRAF* 突变型黑色素瘤患者的生存期，但免疫疗法在改善临床结局中起到了主要作用。此外，一项Ⅲ期随机临床试验表明，黑色素瘤是首个使用溶瘤病毒并带来临床获益的肿瘤。

高剂量白细胞介素 -2

白细胞介素 -2（interleukin 2，IL-2）由活化的 T 细胞产生，是 T 细胞和 NK 细胞的生长因子。与受体结合后，IL-2 可激活 T 细胞和 NK 细胞内的多条通路，以促进细胞增殖、防止细胞凋亡。IL-2 疗法能给部分患者带来临床获益，可能由于 IL-2 可驱动黑色素瘤特异性 T 细胞扩增并浸润肿瘤。同时，IL-2 受体在调节性 T 细胞（regulatory T cells，Tregs）中也有表达，这提示 Tregs 扩增或为 IL-2 疗法不具有普遍疗效的原因之一（Nicholas 和

Lesinski，2011)。

一项基于病历记录的分析共纳入 631 例患者，均在多项临床试验中接受重组 IL-2 单药或与 IFN、化疗联合治疗。结果显示，IL-2 单药反应率为 14.9%，IL-2 联合化疗反应率为 20.8%，IL-2 联合 IFN 反应率为 23.0%，IL-2 联合 IFN 及化疗（称为生化疗法）反应率为 44.9%（Keilholz 等，1998)。全队列中位总生存期为 10.5 个月；IL-2 单药、IL-2 联合化疗、IL-2 联合 IFN 和 IL-2 联合 IFN 及化疗患者的中位总生存期分别为 7.5 个月、9.9 个月、10.5 个月和 11.4 个月。

由于存在呼吸窘迫、毛细血管渗漏综合征等毒性反应，IL-2 通常在重症监护病房使用。由于可能发生严重不良事件，高剂量 IL-2 仅限于专门的高容量中心使用。常见的 3 级及以上毒性反应包括恶心、呕吐、低血压、肾功能不全、肝功能不全、需要输血的贫血、血小板减少和中性粒细胞减少性发热。一项荟萃分析显示，将近 1.7% 的患者将出现毒性反应相关死亡（16/948）（Petrella 等，2007)。

肿瘤浸润淋巴细胞治疗

已有研究表明，T 细胞在体外实验中可以识别黑色素瘤抗原并溶解黑色素瘤细胞，因此，研究人员对用黑色素瘤细胞特异性活化 T 细胞被动免疫患者很感兴趣。因为黑色素瘤转移常伴有 T 细胞浸润，由此研究者提出了从肿瘤浸润淋巴细胞（tumor infiltrating lymphocyte，TIL）中获取 T 细胞、使用细胞因子使其在体外扩增、并重新回输给患者的概念。最初的 TIL 的试验很少产生持久的临床获益，因为 TIL 在过继回输后，往往无法在患者体内持续存在几天以上。在回输前用高剂量化疗预处理患者，并在 TIL 治疗后给患者注射 IL-2，可以改善 TIL 的持续性并提高客观缓解率，但增加了毒性。例如，一项 TIL 治疗试验表明，实施强化清髓化疗可使患者的客观缓解率达到 49%（参与该研究的患者总人数未报告，因此，无法计算治疗意向反应率）（Dudley 等，2008)。在接受治疗的患者中，56% 的患者有发热性中性粒细胞减少，10% 的患者需要插管，2% 的患者因毒性死亡。因此，尽管 TIL 治疗的客观缓解率在提高，但迄今为止，TIL 的使用仅限于个别中心。

伊匹单抗

高剂量 IL-2 具有特殊的毒副作用，而 TIL 疗法使用的高度特异性使这些治疗只能在特殊专业机构使用，无法普遍推广，但 2011 年 FDA 批准伊匹单抗（Ipilimumab）上市并广泛应用于临床，使肿瘤免疫治疗成为肿瘤的主要治疗方法。如本章"黑色素瘤的辅助性免疫治疗"一节所述，伊匹单抗与 CTLA-4 结合，阻断其与配体 B7-1、B7-2 结合，从而阻断了 CTLA-4 介导的共抑制信号。因此，CTLA-4 的阻断导致活化 T 细胞的扩增。

在两项随机临床试验的基础上，伊匹单抗被批准用于治疗转移性黑色素瘤。第一项临床试验采用 1:1:3 随机分组的方法，将既往接受过治疗的 HLA-A2 阳性转移性黑色素瘤患者随机分为伊匹单抗 3mg/kg 组、gp100 肽疫苗组和伊匹单抗联合疫苗组（Hodi 等，2010）。尽管 3 组的中位无进展生存期相似，但与疫苗单药组中位总生存期 6.4 个月相比，伊匹单抗单药组和伊匹单抗联合疫苗组的中位总生存期分别提高到 10.1 个月和 10.0 个月。重要的是，伊匹单抗单药组和伊匹单抗联合疫苗组的 2 年生存率分别为 23.5% 和 21.6%，而疫苗单药组仅为 13.7%。第二项临床试验将初治转移性黑色素瘤患者随机分为达克巴嗪（Dacarbazine，DTIC）联合安慰剂组和 DTIC 联合伊匹单抗 10mg/kg 组（Robert 等，2011）。DTIC 联合安慰剂组的中位总生存期为 9.1 个月，而 DTIC 联合伊匹单抗组为 11.2 个月。最终，FDA 批准将伊匹单抗 3mg/kg 用于治疗转移性黑色素瘤。

伊匹单抗的毒性与非免疫治疗毒性不同，多认为其毒性与针对不同器官系统的炎症反应有关。免疫相关毒性包括结肠炎、皮炎和肝炎等。在上述临床试验中，伊匹单抗单药组、伊匹单抗联合疫苗组和伊匹单抗联合 DTIC 组 3~4 级不良事件发生率分别为 45.8%、45.5% 和 56.3%。大多数免疫相关不良事件可用激素治疗。然而，对一些患者来说，免疫相关毒性的管理仍然是一个挑战，并且应该多学科管理，不能通过应用激素迅速解决毒性问题（Kottschade 等，2016）。

派姆单抗和纳武单抗

与 CTLA-4 在活化的 T 细胞上表达后作为 B7-1、B7-2 共抑制受体相似，活化的 T 细胞表达的 PD-1，与其配体 PD-L1（B7-H1）或 PD-L2 结合后可诱导 T 细胞死亡和失去功能（Dong 和 Chen，2003）。PD-L1 在许多肿瘤和肿瘤浸润白细胞上表达，多由 IFN–γ 诱导（Dong 等，2002）。PD-L1 的表达是肿瘤抑制抗肿瘤免疫的一种手段。

与 PD-1 或 PD-L1 结合的单克隆抗体能够阻断受体与配体之间的相互作用，阻断由此产生的 T 细胞抑制。通过这种方式，在表达 PD-L1 的肿瘤中，抗 PD-1 抗体可以增加其中活性 TIL 的持续时间。最早用于临床试验的抗 PD-1 抗体为派姆单抗（最初称为 Lambrolizumab）和纳武单抗。

2013 年，Hamid 博士及其同事首次报道派姆单抗对黑色素瘤的治疗效果（Hamid 等，2013）。在这个临床试验中，晚期黑色素瘤患者接受 3 种给药方案：每 2 周 10mg/kg，每 3 周 10mg/kg，或每 3 周 2mg/kg。确切的肿瘤反应率为 38%，未接受过伊匹单抗和既往接受过伊匹单抗治疗的患者的反应率相似。在此基础上，FDA 批准派姆单抗每 2 周 2mg/kg 用于治疗既往接受过伊匹单抗治疗的转移性黑色素瘤。

研究人员之后将派姆单抗与伊匹单抗进行比较，此时伊匹单抗已成为转移性黑色素瘤的一线治疗标准药物。患者被随机分为 3 组：伊匹单抗每 2 周给药 10mg/kg，派姆单抗每 2 周给药 10mg/kg，和派姆单抗每 3 周给药 10mg/kg（Robert 等，2015b）。派姆单抗每 2 周给药、派姆单抗每 3 周给药及伊匹单抗每 2 周给药的中位无进展生存期分别为 5.5 个月、4.1 个月和 2.8 个月。尽管在试验报告时尚未到达中位总生存期，派姆单抗每 2 周给药、派姆单抗每 3 周给药及伊匹单抗每 2 周给药，3 组 12 个月的总生存率分别为 74.1%、68.4% 和 58.2%，客观缓解率分别为 33.7%、32.9% 和 11.9%。在此基础上，派姆单抗被批准为黑色素瘤的一线治疗药物。

与派姆单抗相似，纳武单抗可与 PD-1 结合，阻断 PD-1 与配体结合导致 T 细胞死亡和失去功能。纳武单抗单药及与伊匹单抗联合治疗临床试验同时进行。纳武单抗单药在一项随机对照多中心Ⅲ期临床研究中与 DTIC 对比用于治疗无 BRAFV600 野生型突变的转移性黑色素瘤，每 2 周给药 3mg/kg（Robert 等，2015a）。纳武单抗组和 DTIC 组的客观缓解率及中位无进展生存期分别为 40.0% vs 13.9% 及 5.1 个月 vs 2.2 个月。纳武单抗组未达到平均总生存期，DTIC 组为 10.8 个月。纳武单抗疗效显著优于

DTIC，被 FDA 批准单药用于治疗转移性黑色素瘤。

派姆单抗和纳武单抗的单药毒性均与伊匹单抗类似。但任何一种抗 PD-1 抗体的严重不良事件发生率都明显低于伊匹单抗。在 3 级或以上不良事件发生率方面，派姆单抗为 34.8%（每 3 周给药 2mg/kg 的患者为 31.8%）（Hamid 等，2013），纳武单抗为 34%（Robert 等，2015a），而伊匹单抗为 45.8%（Hodi 等，2010）。因此，与伊匹单抗相比，以 PD-1 为靶点的药物具有更高的客观缓解率和更低的毒性。

伊匹单抗和纳武单抗联合治疗

基于 CTLA-4 和 PD-1 都为负性调节 T 细胞的分子，且通常它们在体内分布的时间和位置不同，研究者提出同时靶向 CTLA-4 和 PD-1 治疗黑色素瘤可能会比单药疗效更好。因此，在初治转移性黑色素瘤患者时，伊匹单抗（每 3 周 3mg/kg，4 周期）联合纳武单抗（每 3 周 1mg/kg，4 周期，随后改为每 2 周 3mg/kg）与伊匹单抗单药及纳武单抗单药进行了对比（Larkin 等，2015）。结果显示，联合治疗效果均优于伊匹单抗、纳武单抗单药治疗，但毒性反应与单药比有增加。基于良好的治疗效果，FDA 在 2015 年批准伊匹单抗联合纳武单抗用于治疗黑色素瘤。此Ⅲ期临床试验结果见表 3.4。

表 3.4　伊匹单抗联合纳武单抗、纳武单抗单药、伊匹单抗单药疗效比较

分类	伊匹单抗联合纳武单抗	纳武单抗	伊匹单抗
客观缓解率	57.6%	43.7%	57.6%
中位无进展生存期（月）	11.5	6.9	2.9
3 级或以上不良事件	68.7%	43.5%	55.6%
3 级或以上治疗相关不良事件	55.0%	16.3%	27.3%

T-VEC 溶瘤病毒治疗

与伊匹单抗、派姆单抗和纳武单抗等免疫检查点抑制剂不同，T-VEC（talimogene laherparepvec）是一种溶瘤病毒，通过在肿瘤内注射来调

节免疫系统，直接杀死肿瘤细胞和分泌细胞因子 GM-CSF。GM-CSF 可作为多种白细胞的化学引诱物，通过招募白细胞进入肿瘤组织释放抗原及杀死黑色素瘤细胞，激发抗肿瘤免疫反应（Kohlhapp 和 Kaufman，2016）。

研究者在不可切除的Ⅲ期、Ⅳ期黑色素瘤患者中将瘤内注射 T-VEC 与皮下注射的 GM-CSF 进行了比较（Andtbacka 等，2015）。T-VEC 和 GM-CSF 两组的总缓解率和持续缓解率分别为 26.4% vs 5.7% 和 16.3% vs 2.1%。T-VEC 组患者的中位总生存期为 23.3 个月，而 GM-CSF 组为 18.9 个月。T-VEC 耐受性很好，其中蜂窝织炎（2.1%）是唯一发生在 2% 以上患者中的严重不良事件。由于许多人认为 GM-CSF 不是转移性黑色素瘤的标准疗法，该试验受到了批评，然而，T-VEC 作为一种有效药物被 FDA 批准，特别是治疗不可切除的Ⅲ期和Ⅳa 期黑色素瘤［仅为皮下和（或）淋巴结转移的黑色素瘤］。T-VEC 单药治疗还适用于肺或其他器官转移的黑色素瘤，目前 T-VEC 联合免疫检查点抑制剂的临床试验仍在进行中。

正在进行的临床试验

抗 CTLA-4 抗体和抗 PD-1 抗体治疗转移性黑色素瘤的成功，激发了大量临床试验研究其他免疫疗法。这些疗法包括阻断其他免疫检查点的单克隆抗体、免疫刺激性单克隆抗体、细胞因子、疫苗、溶瘤病毒，参与调节免疫反应的小分子抑制蛋白，上述方法的组合及免疫疗法与其他疗法的组合。讨论黑色素瘤免疫治疗领域所有正在进行的临床研究工作并不在本书讨论的范围内。值得一提的是，IDO 小分子抑制剂的临床数据显示（见本章"黑色素瘤和机体免疫系统"一节），其与抗 PD-1 抗体联合使用增效并未增毒。具体而言，研究者对派姆单抗联合 IDO 抑制剂 Epacadostat 和 Indoximod 的结果以摘要形式进行了报告（Zakharia 等，2016），在初治转移性黑色素瘤患者中的客观缓解率超过 50%，毒性仅比派姆单抗单药略微增加。目前，联合治疗的随机Ⅲ期临床试验正在进行中（NCT02752074，网址：www.clinicaltrials.gov）。

结论

综上所述，黑色素瘤往往具有很强的免疫原性，但存在许多机制使黑色素瘤逃避或破坏免疫应答。目前，伊匹单抗辅助治疗是术后Ⅲ期黑色素瘤的标准治疗方法。对于转移性黑色素瘤患者，伊匹单抗、派姆单抗、纳武单抗和 T-VEC 的应用显著改善了患者的预后。目前，针对靶向其他免疫抑制通路的临床研究正在进行，在不久的将来，其他免疫疗法也许也会用于黑色素瘤的治疗。

医嘱

- 长期以来，学者们都在研究免疫系统在对抗黑色素瘤中的作用。由于免疫系统与黑色素瘤之间的关系，以及化疗、放疗在转移性黑色素瘤的治疗中相对无效，黑色素瘤是免疫治疗领域研究最多的癌种。

- 黑色素瘤通过多种机制抑制免疫系统。最经典的机制是黑色素瘤细胞表达 PD-L1，与 T 细胞表达的 PD-1 结合，导致 T 细胞失活。

黑色素瘤的辅助（术后）免疫治疗

大多数实体瘤术后可以通过化疗得到有效治疗，但黑色素瘤术后辅助化疗无效。两种免疫治疗方法 IFN-α 和伊匹单抗被 FDA 批准用于切除术后Ⅲ期黑色素瘤的治疗，其他免疫治疗方法正在临床试验中。

- IFN 是机体针对多种病原体（尤其是病毒）产生的蛋白。研究表明，重组 IFN-α 可用于切除术后高危黑色素瘤的辅助治疗。通过收集和分析多个临床试验结果，我们发现Ⅱ期和Ⅲ期黑色素瘤患者辅助 IFN-α 治疗可以改善无进展生存期，并在一定程度上改善总生存期。

- 然而部分患者辅助使用 IFN-α 可产生较严重的不良反应。最常见的不良反应为疲劳、抑郁、肝功能异常、发热、头痛和肌痛。

- T 细胞表面有一种叫作 CTLA-4 的抑制蛋白。用伊匹单抗靶向 CTLA-4，可进一步活化 T 细胞，诱导更强的免疫应答。这使伊匹单抗被 FDA 批准用于治疗切除术后Ⅲ期黑色素瘤和转移性黑色素瘤。

- 对于接受伊匹单抗辅助治疗的患者，最常见的严重不良反应包括腹泻、肝炎和垂体炎。

转移性黑色素瘤的免疫治疗

- 白细胞介素 -2（IL-2）由活化的 T 细胞分泌，用于激活 T 细胞和其他免疫细胞。

- IL-2 单药、IL-2 单药联合 IFN-α 和细胞毒性化疗的治疗均有临床试验。对记录在案的 631 名接受治疗的患者的数据分析显示，IL-2 单药缓解率为 14.9%，IL-2 联合化疗缓解率为 20.8%，IL-2 联合 IFN-α 缓解率为 23.0%，IL-2 联合 IFN-α 和化疗缓解率为 44.9%。

- 由于呕吐、气促、低血压、肾损伤、肝损伤和血液问题等可能出现的严重不良事件，使得大剂量 IL-2 仅限于在专门的大容量中心（指能提供高容量体循环支持的、专业的医疗中心）使用。

- 2011 年，基于化疗联合伊匹单抗可改善患者的生存临床试验基础，FDA 批准将伊匹单抗用于治疗转移性黑色素瘤。

- 如前所述，肿瘤细胞可以通过表达 PD-L1 与 T 细胞上的 PD-1 结合使 T 细胞失活而抑制免疫反应。通过使用抗体阻断 PD-1，可以恢复免疫功能及 T 细胞对抗肿瘤的活性。首先用于临床试验的抗 PD-1 抗体是派姆单抗和纳武单抗。

- 与伊匹单抗相比，派姆单抗可改善黑色素瘤患者的生存情况，被批准为黑色素瘤的一线治疗药物。

- 和联合化疗相比，纳武单抗可改善黑色素瘤患者的生存情况，被批准单药治疗转移性黑色素瘤。

- 派姆单抗和纳武单抗的不良反应与伊匹单抗相似（腹泻、肝炎症、皮疹），但发生率低于伊匹单抗。

- 联合伊匹单抗与派姆单抗或纳武单抗均可改善缓解率和无进展生存期，但与单药相比毒性会增加。

- 与伊匹单抗、派姆单抗和纳武单抗通过阻断免疫抑制信号发挥作用不同，T-VEC 是一种病毒，通过直接杀死肿瘤细胞和分泌细胞分子 GM-CSF 吸引免疫细胞到肿瘤部位发挥作用。T-VEC 有助于治疗皮肤、皮下组织和（或）淋巴结转移的黑色素瘤。

（陈　誉 译；李丹丹 审校）

参考文献

［1］Andtbacka, R. H., Kaufman, H. L., Collichio, F., Amatruda, T., Senzer, N., Chesney, J., Delman, K. A., Spitler, L. E., Puzanov, I., Agarwala, S. S., Milhem, M., Cranmer, L., Curti, B., Lewis, K., Ross, M., Guthrie, T., Linette, G. P., Daniels, G. A., Harrington, K., Middleton, M. R., Miller, W. H., Jr., Zager, J. S., Ye, Y., Yao, B., Li, A., Doleman, S., Vanderwalde, A., Gansert, J., & Coffin, R. S. (2015). Talimogene laherparepvec improves durable response rate in patients with advanced melanoma. *Journal of Clinical Oncology, 33*, 2780–2788.

［2］Baker, H. W. (1964). Spontaneous regression of malignant melanoma. *The American Surgeon, 30*, 825–829.

［3］Bakker, A. B., Schreurs, M. W., De Boer, A. J., Kawakami, Y., Rosenberg, S. A., Adema, G. J., & Figdor, C. G. (1994). Melanocyte lineage-specific antigen gp100 is recognized by melanoma-derived tumor-infiltrating lymphocytes. *The Journal of Experimental Medicine, 179*, 1005–1009.

［4］Balmer, C. M. (1985). The new α interferons. *Drug Intelligence & Clinical Pharmacy, 19*, 887–893.

［5］Brichard, V., Van Pel, A., Wolfel, T., Wolfel, C., De Plaen, E., Lethe, B., Coulie, P., & Boon, T. (1993). The tyrosinase gene codes for an antigen recognized by autologous cytolytic T lymphocytes on HLA-A2 melanomas. *The Journal of Experimental Medicine, 178*, 489–495.

［6］Burke, S., Lakshmikanth, T., Colucci, F., & Carbone, E. (2010). New views on natural killer cell-based immunotherapy for melanoma treatment. *Trends in Immunology, 31*, 339–345.

［7］Bystryn, J. C. (1989). Immune mechanisms in vitiligo. *Immunology Series, 46*, 447–473.

［8］Chavan, R., Salvador, D., Gustafson, M. P., Dietz, A. B., Nevala, W., & Markovic, S. N. (2014). Untreated stage IV melanoma patients exhibit abnormal monocyte phenotypes and decreased functional capacity. *Cancer Immunology Research, 2*, 241–248.

［9］Chomez, P., De Backer, O., Bertrand, M., De Plaen, E., Boon, T., & Lucas, S. (2001). An overview of the MAGE gene family with the identification of all human members of the family. *Cancer Research, 61*, 5544–5551.

［10］Clark, W. H., Jr., From, L., Bernardino, E. A., & Mihm, M. C. (1969). The histogenesis and biologic behavior of primary human malignant melanomas of the skin. *Cancer Research, 29*, 705–727.

［11］Coens, C., Suciu, S., Chiarion-Sileni, V., Grob, J. J., Dummer, R., Wolchok, J. D., Schmidt, H., Hamid, O., Robert, C., Ascierto, P. A., Richards, J. M., Lebbe, C., Ferraresi, V., Smylie, M., Weber, J. S., Maio, M., Bottomley, A., Kotapati, S., De Pril, V., Testori, A., & Eggermont, A. M. (2017). Health-related quality of life with adjuvant ipilimumab versus placebo after complete resection of high-risk stage III melanoma (EORTC 18071): Secondary outcomes of a multinational, randomised, double-blind, phase 3 trial. *The Lancet Oncology, 18*, 393–403.

［12］Di Trolio, R., Simeone, E., Di Lorenzo, G., Buonerba, C., & Ascierto, P. A. (2015). The use of interferon in melanoma patients: A systematic review. *Cytokine & Growth Factor*

Reviews, 26, 203–212.

[13] Dong, H., & Chen, L. (2003). B7-H1 pathway and its role in the evasion of tumor immunity. *Journal of Molecular Medicine (Berl), 81*, 281–287.

[14] Dong, H., Strome, S. E., Salomao, D. R., Tamura, H., Hirano, F., Flies, D. B., Roche, P. C., Lu, J., Zhu, G., Tamada, K., Lennon, V. A., Celis, E., & Chen, L. (2002). Tumor-associated B7-H1 promotes T-cell apoptosis: A potential mechanism of immune evasion. *Nature Medicine, 8*, 793–800.

[15] Dudley, M. E., Yang, J. C., Sherry, R., Hughes, M. S., Royal, R., Kammula, U., Robbins, P. F., Huang, J., Citrin, D. E., Leitman, S. F., Wunderlich, J., Restifo, N. P., Thomasian, A., Downey, S. G., Smith, F. O., Klapper, J., Morton, K., Laurencot, C., White, D. E., & Rosenberg, S. A. (2008). Adoptive cell therapy for patients with metastatic melanoma: Evaluation of intensive myeloablative chemoradiation preparative regimens. *Journal of Clinical Oncology, 26*, 5233–5239.

[16] Eggermont, A. M., Chiarion-Sileni, V., Grob, J. J., Dummer, R., Wolchok, J. D., Schmidt, H., Hamid, O., Robert, C., Ascierto, P. A., Richards, J. M., Lebbe, C., Ferraresi, V., Smylie, M., Weber, J. S., Maio, M., Bastholt, L., Mortier, L., Thomas, L., Tahir, S., Hauschild, A., Hassel, J. C., Hodi, F. S., Taitt, C., De Pril, V., De Schaetzen, G., Suciu, S., & Testori, A. (2016). Prolonged survival in stage Ⅲ melanoma with ipilimumab adjuvant therapy. *The New England Journal of Medicine, 375*, 1845–1855.

[17] Eggermont, A. M., Chiarion-Sileni, V., Grob, J. J., Dummer, R., Wolchok, J. D., Schmidt, H., Hamid, O., Robert, C., Ascierto, P. A., Richards, J. M., Lebbe, C., Ferraresi, V., Smylie, M., Weber, J. S., Maio, M., Konto, C., Hoos, A., De Pril, V., Gurunath, R. K., De Schaetzen, G., Suciu, S., & Testori, A. (2015). Adjuvant ipilimumab versus placebo after complete resection of high-risk stage Ⅲ melanoma (EORTC 18071): A randomised, double-blind, phase 3 trial. *The Lancet Oncology, 16*, 522–530.

[18] Enninga, E. A., Nevala, W. K., Holtan, S. G., Leontovich, A. A., & Markovic, S. N. (2016). Galectin-9 modulates immunity by promoting Th2/M2 differentiation and impacts survival in patients with metastatic melanoma. *Melanoma Research, 26*, 429–441.

[19] Everson, T. C. (1967). Spontaneous regression of cancer. *Progress in Clinical Cancer, 3*, 79–95.

[20] Ferrone, S., & Marincola, F. M. (1995). Loss of HLA class I antigens by melanoma cells: Molecular mechanisms, functional significance and clinical relevance. *Immunology Today, 16*, 487–494.

[21] Gajewski, T. F., Fuertes, M. B., & Woo, S. R. (2012). Innate immune sensing of cancer: Clues from an identified role for type Ⅰ IFNs. *Cancer Immunology, Immunotherapy, 61*, 1343–1347.

[22] Gros, A., Parkhurst, M. R., Tran, E., Pasetto, A., Robbins, P. F., Ilyas, S., Prickett, T. D., Gartner, J. J., Crystal, J. S., Roberts, I. M., Trebska-Mcgowan, K., Wunderlich, J. R., Yang, J. C., & Rosenberg, S. A. (2016). Prospective identification of neoantigen-specific lymphocytes in the peripheral blood of melanoma patients. *Nature Medicine, 22*, 433–438.

[23] Grotz, T. E., Jakub, J. W., Mansfield, A. S., Goldenstein, R., Enninga, E. A., Nevala, W.

K., Leontovich, A. A., & Markovic, S. N. (2015). Evidence of Th2 polarization of the sentinel lymph node (SLN) in melanoma. *Oncoimmunology, 4,* e1026504.

[24] Hamid, O., Robert, C., Daud, A., Hodi, F. S., Hwu, W. J., Kefford, R., Wolchok, J. D., Hersey, P., Joseph, R. W., Weber, J. S., Dronca, R., Gangadhar, T. C., Patnaik, A., Zarour, H., Joshua, A. M., Gergich, K., Elassaiss-Schaap, J., Algazi, A., Mateus, C., Boasberg, P., Tumeh, P. C., Chmielowski, B., Ebbinghaus, S. W., Li, X. N., Kang, S. P., & Ribas, A. (2013). Safety and tumor responses with lambrolizumab (anti-PD-1) in melanoma. *The New England Journal of Medicine, 369,* 134–144.

[25] Harlin, H., Meng, Y., Peterson, A. C., Zha, Y., Tretiakova, M., Slingluff, C., Mckee, M., & Gajewski, T. F. (2009). Chemokine expression in melanoma metastases associated with CD8+T-cell recruitment. *Cancer Research, 69,* 3077–3085.

[26] Hodi, F. S., O'day, S. J., Mcdermott, D. F., Weber, R. W., Sosman, J. A., Haanen, J. B., Gonzalez, R., Robert, C., Schadendorf, D., Hassel, J. C., Akerley, W., Van Den Eertwegh, A. J., Lutzky, J., Lorigan, P., Vaubel, J. M., Linette, G. P., Hogg, D., Ottensmeier, C. H., Lebbe, C., Peschel, C., Quirt, I., Clark, J. I., Wolchok, J. D., Weber, J. S., Tian, J., Yellin, M. J., Nichol, G. M., Hoos, A., & Urba, W. J. (2010). Improved survival with ipilimumab in patients with metastatic melanoma. *The New England Journal of Medicine, 363,* 711–723.

[27] Hwu, P., Du, M. X., Lapointe, R., Do, M., Taylor, M. W., & Young, H. A. (2000). Indoleamine 2,3-dioxygenase production by human dendritic cells results in the inhibition of T cell proliferation. *Journal of Immunology, 164,* 3596–3599.

[28] Ikeda, H., Lethe, B., Lehmann, F., Van Baren, N., Baurain, J. F., De Smet, C., Chambost, H., Vitale, M., Moretta, A., Boon, T., & Coulie, P. G. (1997). Characterization of an antigen that is recognized on a melanoma showing partial HLA loss by CTL expressing an NK inhibitory receptor. *Immunity, 6,* 199–208.

[29] Itoh, K., Platsoucas, C. D., & Balch, C. M. (1988). Autologous tumor-specific cytotoxic T lymphocytes in the infiltrate of human metastatic melanomas. Activation by interleukin 2 and autologous tumor cells, and involvement of the T cell receptor. *The Journal of Experimental Medicine, 168,* 1419–1441.

[30] Ives, N. J., Suciu, S., Eggermont, A. M. M., Kirkwood, J., Lorigan, P., Markovic, S. N., Garbe, C., Wheatley, K., & International Melanoma Meta-Analysis Collaborative, G. (2017). Adjuvant interferon-α for the treatment of high-risk melanoma: An individual patient data meta-analysis. *European Journal of Cancer, 82,* 171–183.

[31] Jiang, X., Zhou, J., Giobbie-Hurder, A., Wargo, J., & Hodi, F. S. (2013). The activation of MAPK in melanoma cells resistant to BRAF inhibition promotes PD-L1 expression that is reversible by MEK and PI3K inhibition. *Clinical Cancer Research, 19,* 598–609.

[32] Kawakami, Y., Eliyahu, S., Sakaguchi, K., Robbins, P. F., Rivoltini, L., Yannelli, J. R., Appella, E., & Rosenberg, S. A. (1994). Identification of the immunodominant peptides of the MART-1 human melanoma antigen recognized by the majority of HLA-A2-restricted tumor infiltrating lymphocytes. *The Journal of Experimental Medicine, 180,* 347–352.

[33] Keilholz, U., Conradt, C., Legha, S. S., Khayat, D., Scheibenbogen, C., Thatcher, N., Goey, S. H., Gore, M., Dorval, T., Hancock, B., Punt, C. J., Dummer, R., Avril, M. F., Brocker, E. B., Benhammouda, A., Eggermont, A. M., & Pritsch, M. (1998). Results of

interleukin-2-based treatment in advanced melanoma: A case record-based analysis of 631 patients. *Journal of Clinical Oncology, 16*(9), 2921.

[34] Kohlhapp, F. J., & Kaufman, H. L. (2016). Molecular pathways: Mechanism of action for talimogene laherparepvec, a new oncolytic virus immunotherapy. *Clinical Cancer Research, 22*, 1048–1054.

[35] Korn, E. L., Liu, P. Y., Lee, S. J., Chapman, J. A., Niedzwiecki, D., Suman, V. J., Moon, J., Sondak, V. K., Atkins, M. B., Eisenhauer, E. A., Parulekar, W., Markovic, S. N., Saxman, S., & Kirkwood, J. M. (2008). Meta-analysis of phase II cooperative group trials in metastatic stage IV melanoma to determine progression-free and overall survival benchmarks for future phase II trials. *Journal of Clinical Oncology, 26*, 527–534.

[36] Kottschade, L., Brys, A., Peikert, T., Ryder, M., Raffals, L., Brewer, J., Mosca, P., Markovic, S., & Midwest Melanoma, P. (2016). A multidisciplinary approach to toxicity management of modern immune checkpoint inhibitors in cancer therapy. *Melanoma Research, 26*, 469–480.

[37] Kusmartsev, S., & Gabrilovich, D. I. (2006). Effect of tumor-derived cytokines and growth factors on differentiation and immune suppressive features of myeloid cells in cancer. *Cancer Metastasis Reviews, 25*, 323–331.

[38] Larkin, J., Chiarion-Sileni, V., Gonzalez, R., Grob, J. J., Cowey, C. L., Lao, C. D., Schadendorf, D., Dummer, R., Smylie, M., Rutkowski, P., Ferrucci, P. F., Hill, A., Wagstaff, J., Carlino, M. S., Haanen, J. B., Maio, M., Marquez-Rodas, I., Mcarthur, G. A., Ascierto, P. A., Long, G. V., Callahan, M. K., Postow, M. A., Grossmann, K., Sznol, M., Dreno, B., Bastholt, L., Yang, A., Rollin, L. M., Horak, C., Hodi, F. S., & Wolchok, J. D. (2015). Combined nivolumab and ipilimumab or monotherapy in untreated melanoma. *The New England Journal of Medicine, 373*, 23–34.

[39] Lawson, D. H., Lee, S., Zhao, F., Tarhini, A. A., Margolin, K. A., Ernstoff, M. S., Atkins, M. B., Cohen, G. I., Whiteside, T. L., Butterfield, L. H., & Kirkwood, J. M. (2015). Randomized, Placebo-Controlled, Phase III Trial of Yeast-Derived Granulocyte-Macrophage Colony-Stimulating Factor (GM-CSF) Versus Peptide Vaccination Versus GM-CSF Plus Peptide Vaccination Versus Placebo in Patients With No Evidence of Disease After Complete Surgical Resection of Locally Advanced and/or Stage IV Melanoma: A Trial of the Eastern Cooperative Oncology Group-American College of Radiology Imaging Network Cancer Research Group (E4697). *Journal of Clinical Oncology, 33*, 4066–4076.

[40] Leach, D. R., Krummel, M. F., & Allison, J. P. (1996). Enhancement of anti-tumor immunity by CTLA-4 blockade. *Science, 271*, 1734–1736.

[41] Mackensen, A., Carcelain, G., Viel, S., Raynal, M. C., Michalaki, H., Triebel, F., Bosq, J., & Hercend, T. (1994). Direct evidence to support the immunosurveillance concept in a human regressive melanoma. *The Journal of Clinical Investigation, 93*, 1397–1402.

[42] Maus, R. L. G., Jakub, J. W., Nevala, W. K., Christensen, T. A., Noble-Orcutt, K., Sachs, Z., Hieken, T. J., & Markovic, S. N. (2017). Human melanoma-derived extracellular vesicles regulate dendritic cell maturation. *Frontiers in Immunology, 8*, 358.

[43] Mezrich, J. D., Fechner, J. H., Zhang, X., Johnson, B. P., Burlingham, W. J., & Bradfield, C. A. (2010). An interaction between kynurenine and the aryl hydrocarbon

receptor can generate regulatory T cells. *Journal of Immunology, 185*, 3190–3198.

[44] Mocellin, S., Lens, M. B., Pasquali, S., Pilati, P., & Chiarion Sileni, V. (2013). Interferon α for the adjuvant treatment of cutaneous melanoma. *Cochrane Database of Systematic Reviews*, Cd008955.

[45] Nathanson. (1976). Spontaneous regression of malignant melanoma: A review of the literature on incidence, clinical features, and possible mechanisms. *National Cancer Institute Monograph, 44*, 67–76.

[46] Nevala, W. K., Vachon, C. M., Leontovich, A. A., Scott, C. G., Thompson, M. A., Markovic, S. N., & Melanoma Study Group Of The Mayo Clinic Cancer, C. (2009). Evidence of systemic Th2-driven chronic inflammation in patients with metastatic melanoma. *Clinical Cancer Research, 15*, 1931–1939.

[47] Nicholas, C., & Lesinski, G. B. (2011). Immunomodulatory cytokines as therapeutic agents for melanoma. *Immunotherapy, 3*, 673–690.

[48] Overwijk, W. W., Wang, E., Marincola, F. M., Rammensee, H. G., & Restifo, N. P. (2013). Mining the mutanome: Developing highly personalized Immunotherapies based on mutational analysis of tumors. *Journal of Immunotherapy Cancer, 1*, 11.

[49] Petrella, T., Quirt, I., Verma, S., Haynes, A. E., Charette, M., Bak, K., & Melanoma Disease Site Group Of Cancer Care Ontario's Program In Evidence-Based, C. (2007). Single-agent interleukin-2 in the treatment of metastatic melanoma: systematic review. *Cancer Treatment Reviews, 33*, 484–496.

[50] Poppema, S., Brocker, E. B., De Leij, L., Terbrack, D., Visscher, T., Ter Haar, A., Macher, E., The, T. H., & Sorg, C. (1983). In situ analysis of the mononuclear cell infiltrate in primary malignant melanoma of the skin. *Clinical and Experimental Immunology, 51*, 77–82.

[51] Robert, C., Long, G. V., Brady, B., Dutriaux, C., Maio, M., Mortier, L., Hassel, J. C., Rutkowski, P., Mcneil, C., Kalinka-Warzocha, E., Savage, K. J., Hernberg, M. M., Lebbe, C., Charles, J., Mihalcioiu, C., Chiarion-Sileni, V., Mauch, C., Cognetti, F., Arance, A., Schmidt, H., Schadendorf, D., Gogas, H., Lundgren-Eriksson, L., Horak, C., Sharkey, B., Waxman, I. M., Atkinson, V., & Ascierto, P. A. (2015a). Nivolumab in previously untreated melanoma without BRAF mutation. *The New England Journal of Medicine, 372*, 320–330.

[52] Robert, C., Schachter, J., Long, G. V., Arance, A., Grob, J. J., Mortier, L., Daud, A., Carlino, M. S., Mcneil, C., Lotem, M., Larkin, J., Lorigan, P., Neyns, B., Blank, C. U., Hamid, O., Mateus, C., Shapira-Frommer, R., Kosh, M., Zhou, H., Ibrahim, N., Ebbinghaus, S., Ribas, A., & Investigators, K. (2015b). Pembrolizumab versus Ipilimumab in Advanced Melanoma. *The New England Journal of Medicine, 372*, 2521–2532.

[53] Robert, C., Thomas, L., Bondarenko, I., O'day, S., Weber, J., Garbe, C., Lebbe, C., Baurain, J. F., Testori, A., Grob, J. J., Davidson, N., Richards, J., Maio, M., Hauschild, A., Miller, W. H., Jr., Gascon, P., Lotem, M., Harmankaya, K., Ibrahim, R., Francis, S., Chen, T. T., Humphrey, R., Hoos, A., & Wolchok, J. D. (2011). Ipilimumab plus dacarbazine for previously untreated metastatic melanoma. *The New England Journal of Medicine, 364*, 2517–2526.

[54] Schiavoni, G., Mattei, F., & Gabriele, L. (2013). Type I interferons as stimulators of

DC-mediated cross-priming: Impact on anti-tumor response. *Frontiers in Immunology, 4*, 483.

［55］Schmitz, M., Diestelkoetter, P., Weigle, B., Schmachtenberg, F., Stevanovic, S., Ockert, D., Rammensee, H. G., & Rieber, E. P. (2000). Generation of survivin-specific CD8[+] T effector cells by dendritic cells pulsed with protein or selected peptides. *Cancer Research, 60*, 4845–4849.

［56］Schumacher, T. N., & Schreiber, R. D. (2015). Neoantigens in cancer immunotherapy. *Science, 348*, 69–74.

［57］Sensi, M., Salvi, S., Castelli, C., Maccalli, C., Mazzocchi, A., Mortarini, R., Nicolini, G., Herlyn, M., Parmiani, G., & Anichini, A. (1993). T cell receptor (TCR) structure of autologous melanomareactive cytotoxic T lymphocyte (CTL) clones: Tumorinfiltrating lymphocytes overexpress in vivo the TCR beta chain sequence used by an HLA-A2-restricted and melanocyte-lineage- specific CTL clone. *The Journal of Experimental Medicine, 178*, 1231–1246.

［58］Snell, L. M., Mcgaha, T. L., & Brooks, D. G. (2017). Type I interferon in chronic virus infection and cancer. *Trends in Immunology, 38*, 542–557.

［59］Spranger, S., Spaapen, R. M., Zha, Y., Williams, J., Meng, Y., Ha, T. T., & Gajewski, T. F. (2013). Up-regulation of PD-L1, IDO, and T(regs) in the melanoma tumor microenvironment is driven by CD8[+] T cells. *Science Translational Medicine, 5*, 200ra116.

［60］Strohal, R., Marberger, K., Pehamberger, H., & Stingl, G. (1994). Immunohistological analysis of anti-melanoma host responses. *Archives of Dermatological Research, 287*, 28–35.

［61］Topalian, S. L., Solomon, D., & Rosenberg, S. A. (1989). Tumor-specific cytolysis by lymphocytes infiltrating human melanomas. *Journal of Immunology, 142*, 3714–3725.

［62］Umansky, V., & Sevko, A. (2012). Melanoma-induced immunosuppression and its neutralization. *Seminars in Cancer Biology, 22*, 319–326.

［63］Uyttenhove, C., Pilotte, L., Theate, I., Stroobant, V., Colau, D., Parmentier, N., Boon, T., & Van Den Eynde, B. J. (2003). Evidence for a tumoral immune resistance mechanism based on tryptophan degradation by indoleamine 2,3-dioxygenase. *Nature Medicine, 9*, 1269–1274.

［64］van Der Bruggen, P., Traversari, C., Chomez, P., Lurquin, C., De Plaen, E., Van Den Eynde, B., Knuth, A., & Boon, T. (1991). A gene encoding an antigen recognized by cytolytic T lymphocytes on a human melanoma. *Science, 254*, 1643–1647.

［65］Vonderheide, R. H., Hahn, W. C., Schultze, J. L., & Nadler, L. M. (1999). The telomerase catalytic subunit is a widely expressed tumor-associated antigen recognized by cytotoxic T lymphocytes. *Immunity, 10*, 673–679.

［66］Wang, Y. X., Xu, W. G., Sun, X. J., Chen, Y. Z., Liu, X. Y., Tang, H., & Jiang, C. L. (2004). Fever of recombinant human interferon-α is mediated by opioid domain interaction with opioid receptor inducing prostaglandin E2. *Journal of Neuroimmunology, 156*, 107–112.

［67］Zakharia, Y., Drabick, J. J., Khleif, S., Mcwilliams, R. R., Munn, D., Link, C. J., Vahanian, N. N., Kennedy, E., Shaheen, M. F., Rixe, O., & Milhem, M. M. (2016). Updates on phase1b/2 trial of the indoleamine 2,3-dioxygenase pathway (IDO) inhibitor indoximod plus checkpoint inhibitors for the treatment of unresectable stage 3 or 4 melanoma. *Journal of Clinical Oncology, 34.*

［68］Zhou, J., Mahoney, K. M., Giobbie-Hurder, A., Zhao, F., Lee, S., Liao, X., Rodig, S., Li, J., Wu, X., Butterfield, L. H., Piesche, M., Manos, M. P., Eastman, L. M., Dranoff, G., Freeman, G. J., & Hodi, F. S. (2017). Soluble PD-L1 as a biomarker in malignant melanoma treated with checkpoint blockade. *Cancer Immunology Research, 5,* 480–492.

第4章 免疫检查点抑制剂在肺癌中的应用

Konstantinos Leventakos，Aaron S. Mansfield

简介

肺癌是美国（Siegel 等，2017）和全球范围内（Ferlay 等，2015）癌症相关死亡最常见的原因。因此，肺癌是一种重大的全球性疾病负担。在过去的几年中，随着小分子靶向药物的发展和免疫治疗的出现，肺癌的治疗已取得重大进展。

肺癌种类多，通常分为小细胞肺癌（small-cell lung cancer，SCLC）和非小细胞肺癌（non-small-cell lung cancer，NSCLC）。NSCLC 有许多亚型，但两大主要亚型是腺癌和鳞状细胞癌，其中腺癌是最常见的。许多肺癌病例是由于吸烟所致，但也有一大部分是从不吸烟者。其他的肺癌风险因素包括辐射、石棉、氡和其他环境污染物。

分期与治疗

肺癌的分期非常重要，因为不同分期决定着不同的治疗方案并影响患者的生存。虽然 NSCLC 和 SCLC 都可根据相同的 TNM 系统进行分期，但针对 SCLC 的临床决策通常基于退伍军人管理协会（Veterans Administration ,VA）分期系统。对于病灶局限于肺部并且手术切除不会显著影响肺功能的 NSCLC，可考虑手术治疗。如果由于合并症（如心肺疾病）等原因，患者不能接受手术，可考虑用消融或放疗进行替代。对于肿瘤已经扩散到纵隔淋巴结的 NSCLC 患者，可考虑联合放疗、化疗。部分伴有纵隔淋巴结转移的 NSCLC 患者也可考虑接受手术治疗。一旦肿瘤扩散到胸腔外，或有放疗禁忌证，则建议进行全身系统治疗。系统治疗方案包括化疗、免疫治疗和靶向治疗等。是否适合靶向治疗取决于患者是否存在 *EGFR*、*ALK*、*ROS1* 或 *BRAF* 等基因突变（Ettinger 等，2017）。

SCLC 的治疗不同于 NSCLC。SCLC 患者很少应用手术治疗。通常，一旦诊断为 SCLC，如果处于局限期，则考虑化疗联合放疗。如果为广泛期则以化疗为主，如果先前未进行放疗，可以根据化疗疗效考虑后续行胸部放疗或预防性脑放疗。SCLC 的免疫治疗尚未获得 FDA 批准，但根据美国国立综合癌症网络（National Comprehensive Cancer Network，NCCN）的推荐，免疫治疗在 SCLC 患者中的应用可能会越来越广泛。

免疫治疗

NSCLC 的治疗方案正在迅速变化。首先是程序性细胞死亡配体 1（programmed cell death ligand 1 ,PD-L1，又名 B7-H1、CD274）（Dong 等，1999）的发现，然后在肺癌细胞上检测到 PD-L1（Boland 等，2013；Velcheti 等，2014），以及 PD-L1 与其受体程序性细胞死亡蛋白 1（programmed cell death protein 1,PD-1）结合后，诱导肿瘤特异性 T 细胞的凋亡，从而对 T 细胞增殖起到负调节作用（Dong 等，2002），这些发现表明，阻断肺癌中 PD-L1 / PD-1 信号轴是一种合理的治疗策略（Pardoll 等，2012）。截止到 2017 年，已有阻止这一信号通路的 3 种药物被批准上市，其他药物正处于研发阶段（Leventakos 和 Mansfield，2014,2016）。

纳武单抗

纳武单抗（Nivolumab）是一种靶向作用于 PD-1 的人 IgG4 抗体，也是美国第一个获批用于 NSCLC 的免疫治疗药物。一项 I 期剂量递增队列扩展试验纳入了 129 名既往接受过其他治疗的晚期 NSCLC 患者（Gettinger 等，2015）。鳞状细胞癌和非鳞状细胞癌的患者例数基本平衡。受试者每 2 周接受纳武单抗 1mg/kg、3mg/kg 或 10mg/kg 静脉注射治疗，8 周为 1 个疗程，持续长达 96 周。在接受纳武单抗 3mg/kg 的受试者中，中位总生存期为 14.9 个月（95%CI 7.3~30.3）。1mg/kg 组和 10mg/kg 组的中位总生存期都为 9.2 个月。在鳞状细胞癌（16.7%）和非鳞状细胞癌（17.6%）NSCLC 受试者中，总反应率（完全和部分反应的总和）相似。18 名应用纳武单抗有效的受试者因除疾病进展以外的原因停止使用纳武单抗；其中 9 人（50%）在最后一次注射后疗效持续超过 9 个月。14% 的患者发生 3~4 级治疗相关不良事件，其中最常见的是疲劳（3.1%）和肺炎（2.3%）。有 3 例治疗相关死亡事件由肺炎引起。总而言之，该研究确定了纳武单抗在之后研究中的使用剂量（3mg/kg），并在复治的转移性 NSCLC 中显示出持久的疗效以及令人鼓舞的生存时间。

CheckMate 063 中的治疗对象仅限于鳞状细胞癌患者（Rizvi 等，2015b）。此 II 期单臂试验旨在观察纳武单抗对于欧美晚期难治型鳞状细胞癌患者的治疗效果。这项研究的主要指标是总反应率，117 名受试者中有 17 名（14.5%）有疗效应答。研究中发现，部分患者在使用免疫检查点抑制剂后存在延迟应答反应，应答的中位起效时间为 3.3 个月。大多数疗效应答在本次试验报告发布时仍持续存在，疗效应答的中位持续时间仍未公布。除了对治疗有反应的受试者外，117 名患者中有 30 名（26%）病情稳定（中位持续时间为 6 个月，95%CI 4.7~10.9）。在这项试验中，有 2 例患者出现治疗相关死亡（一例死于肺炎，另一例死于脑卒中）。17% 的患者存在 3~4 级治疗相关不良事件，其中疲劳（4%）、肺炎（3%）和腹泻（3%）最常见。对该研究中的 76 名患者进行治疗前肿瘤样本 PD-L1 表达的评估，以 PD-L1 表达 5% 作为阈值，76 名患者中的 25 名（33%）属于阳性表达。在 25 名 PD-L1 表达阳性且治疗效果可评估的患者中，有 6 例（24%）达到部分缓解，相比之下，51 名 PD-L1 表达阴性的患者中只有 7 例（14%）达到部分缓解。这项非随机、开放标签的临床试验为证明纳武单抗可有效治疗晚期和难治型鳞状细胞型 NSCLC 提供了强有力的证据。此外，数据表明疗效反应与鳞状细胞型 NSCLC 中 PD-L1 的表达情况无关。

CheckMate 063 研究之后，在一项针对鳞状细胞型 NSCLC 的 III 期随机、开放、国际多中心临床试验（即 CheckMate 017）中，研究人员将纳武单抗与多西他赛在二线治疗中进行比较（Brahmer 等，2015）。在这项研究中，272 名患者随机接受纳武单抗或多西他赛二线治疗。纳武单抗的中位总生存期（9.2 个月，95%CI 7.3~13.3）优于多西他赛（6.0 个月，95%CI 5.1~7.3）。与 I 期研究和 CheckMate 063 相仿，纳武单抗治疗组的应答率为 20%，显著高于多西他赛组（9%）。纳武单抗治疗组的无进展生存期（3.5 个月）也明显比多西他赛组（2.8 个月）好。两个治疗组的 PD-L1 表达情况彼此平衡，但发现 PD-L1 不能作为患者从纳武单抗治疗中获益的预测因子。治疗相关 3 级或 4 级不良事件在多西他赛治疗组中更常见（55%），其中主要是血液毒性事件和感染。相比之下，接受纳武单抗的受试者中只有 7% 出现 3 级或 4 级治疗相关不良事件，最常见的是疲劳、食欲减退和白细胞减少。

CheckMate 017 试验证实了纳武单抗可以为晚期经治鳞状细胞型 NSCLC 患者带来生存获益，相比标准治疗，免疫治疗的安全性更高。根据 CheckMate 063 试验的数据，纳武单抗被 FDA 批准用于在铂类化疗期间或之后进展的晚期鳞状细胞型 NSCLC 患者。FDA 的批准中并没有对鳞状细胞型 NSCLC 的 PD-L1 检测做出要求。

纳武单抗在鳞状细胞型 NSCLC 的治疗中取得阳性结果后，CheckMate 057 试验在铂类双联化疗期间或之后进展的非鳞状细胞型 NSCLC 患者中，将该药与多西他赛进行比较（Borghaei 等，2015）。纳武单抗组（292 名受试者）的中位总生存期（12.2 个月，95%CI 9.7~15）明显比多西他赛组（290 名受试者）更好（9.4 个月，95%CI 8.1~10.7）。令人惊讶的是，纳武单抗组的中位无进展生存期（2.3 个月）要短于多西他赛组（4.2 个月）；然而，纳武单抗组的 1 年无进展生存率（19%）高于多西他赛组（8%）。大多数受试者（78%）有可用于检测 PD-L1 表达的组织，并且 PD-L1 表达率在两组中是平衡的。在针对鳞状细胞型 NSCLC 的 CheckMate 017 试验中，PD-L1 表达不能预测获益，与之不同，在该研究中，非鳞状细胞型 NSCLC 的 PD-L1 表达可明显预测纳武单抗的治疗获益。在肿瘤表达 PD-L1 的受试者中，与多西他赛组相比，纳武单抗组的中位总生存期几乎提高 1 倍。对于 82 例 *EGFR* 基因突变患者，总生存分析中的危险比不支持使用纳武单抗治疗，但由于置信区间的宽度（CI 0.69~2.00），因此很难下定论。纳武单抗组中 10% 的患者出现治疗相关 3 级或 4 级不良事件，最常见的是疲劳、恶心和腹泻。与之相比，多西他赛组中有 54% 的患者出现血液性和感染性并发症。

CheckMate 057，这项随机、开放的国际Ⅲ期临床试验显示，纳武单抗在非鳞状细胞型 NSCLC 患者中有很好的临床疗效，PD-L1 表达对这些患者的预后有预测作用。这些结果使得 FDA 批准纳武单抗扩展用于非鳞状细胞癌治疗。FDA 还批准了通过免疫组织化学（28-8 pharmDX）对 PD-L1 进行补充检测，以此来指导医生筛选适合纳武单抗治疗的患者。

同时也有临床试验将纳武单抗单药用于 NSCLC 一线治疗。在 CheckMate 026 试验中，患者以 1:1 的比例随机接受纳武单抗治疗或铂类化疗（Carbone 等，2017）。入组的患者肿瘤细胞 PD-L1 表达均大于 1%，独立中心审查的无进展生存期主要终点的评估，仅在肿瘤细胞 PD-L1 表达大于 5% 的患者中进行。在肿瘤细胞 PD-L1 表达大于 5% 的 423 名患者中，纳武单抗组的中位无进展生存期为 4.2 个月，化疗组为 5.9 个月（HR 1.15，95%CI 0.91~1.45；P=0.25）。两组的总生存期也相似，纳武单抗组和化疗组的中位数分别为 14.4 个月和 13.2 个月（HR 1.02，95%CI 0.80~1.30）。该临床研究允许交叉，最初接受化疗的患者中有 60% 随后接受了纳武单抗治疗。作为探索性终点，测定肿瘤突变负荷，并基于测定结果对患者进行分层。结果显示，肿瘤突变负荷高的患者在接受纳武单抗治疗后，中位无进展生存期（9.7 个月）优于接受化疗者（5.8 个月；HR 0.62，95%CI 0.38~1.0）。相比之下，肿瘤突变负荷中低水平的患者接受纳武单抗后中位无进展生存期（4.1 个月）比接受化疗者差（6.9 个月，HR 1.82，95%CI 1.30~2.55）。总之，在将肿瘤细胞 PD-L1 表达大于 5% 作为筛选标准时，对于 NSCLC 的一线治疗，纳武单抗的治疗效果并不优于化疗。因此，纳武单抗尚未被批准用于 NSCLC 的一线治疗。肿瘤突变负荷是纳武单抗潜在的获益预测因子，肿瘤突变负荷越多的患者获益越多，但仍需验证。

派姆单抗

一项大型 I 期开放标签临床试验首次评估了派姆单抗（Pembrolizumab）的不良反应、安全性以及抗肿瘤作用。495 名受试者中腺癌和鳞状细胞癌的比例约为 4:1（Garon 等，2015）。大多数患者（81%）至少接受过 1 次治疗。派姆单抗的给药方式为 2mg/kg 或 10mg/kg，每 3 周给药 1 次，或者是 10mg/kg，每 2 周给药 1 次。所有受试者的中位总生存期为 12.0 个月（95%CI 9.3~4.7），先前治疗过的受试者为 9.3 个月，先前未经治疗的受试者为 6.2 个月。所有受试者客观反应率为 19.4%，中位反应持续时间为 12.5 个月。在这项研究中，通过 22C3 抗体（pharmDX）检测，23.2% 的受试者肿瘤细胞 PD-L1 表达大于 50%，37.6% 的受试者肿瘤细胞 PD-L1 表达为 1%~49%。肿瘤细胞 PD-L1 表达至少 50% 的受试者的中位总生存期尚未达到（95%CI 13.7 至未达到）。这些受试者的无进展生存期和总生存期比其他表达组高。无论剂量还是时程，与派姆单抗相关的最常见不良反应是疲劳、瘙痒和食欲下降。大约 10%（47/495）的受试者出现了 3 级或更高级别的不良反应，最常见的是呼吸困难（3.8%）和肺炎（1.8%）。总之，这项研究表明，对 NSCLC 患者来说派姆单抗是有效且可耐受的。显然，PD-L1 表达可预测派姆单抗的临床获益；然而，与既往报道相比，该研究人群中更多的受试者有不同水平的 PD-L1 表达。

　　基于 KEYNOTE 001 试验的结果，派姆单抗在 KEYNOTE 010 中进行了二线的临床试验（Herbst 等，2016）。将 PD-L1 表达至少 1% 的经治 NSCLC 受试者以 1:1:1 随机分配接受每 3 周 1 次的派姆单抗 2mg/kg、派姆单抗 10mg/kg 或多西他赛治疗。对于接受派姆单抗的受试者而言，中位总生存期显著延长，派姆单抗 2mg/kg 组为 10.4 个月（95%CI 9.4~11.9），派姆单抗 10mg/kg 组为 12.7 个月（95%CI 10~17.3），多西他赛组为 8.5 个月（95%CI 7.5~9.8）。3 组的中位无进展生存期几乎相等，均为 4 个月左右。派姆单抗 2mg/kg 组和 10mg/kg 组的中位总生存期分别为 14.9 个月和 17.3 个月。与多西他赛组（8.2 个月）相比，生存期得到改善。肿瘤细胞 PD-L1 表达大于 50% 是派姆单抗的生存获益预测因子。在该试验进行期间，研究人员分析了新旧肿瘤样本中的 PD-L1 表达，两者的检测结果均可预测派姆单抗治疗的生存获益情况。总生存期的亚组分析表明，腺癌（HR 0.63，95%CI 0.5~0.79）和鳞状细胞癌（HR 0.74，95%CI 0.5~1.09）患者均受益。根据 CheckMate 057 在 *EGFR* 基因患者中观察到的结果，接受多西他赛的预后趋势更好（HR 1.79，95%CI 0.94~3.42）。但是本研究中 *EGFR* 基因突变患者太少，无法得出明确的结论。与多西他赛组相比，接受派姆单抗治疗的 3~5 级治疗相关不良事件较少，派姆单抗 2mg/kg 组、派姆单抗 10mg/kg 组以及多西他赛组的发生率分别为 13%、16%、35%。在应用派姆单抗的两组中，最常见的 3~5 级治疗相关不良事件是肺炎（2%）。总之，KEYNOTE 010 试验证明了派姆单抗在含 PD-L1 表达的经治 NSCLC 患者中是有效且可耐受的。基于此项研究，FDA 加速批准派姆单抗用于晚期 NSCLC 一线治疗后进展的患者。用 22C3 抗体通过免疫组化法来检测 PD-L1 被批准作为伴随诊断检测。与纳武单抗相反，使用派姆单抗需要 PD-L1 表达阳性。

一线派姆单抗

截至 2017 年，派姆单抗是唯一获批用于 NSCLC 一线治疗的 PD-1 抑制剂。在之前进行的临床试验中，PD-L1 表达 ≥ 50%（22C3 抗体检测）的患者随机接受派姆单抗治疗或标准化疗（Reck 等，2016）。接受派姆单抗治疗的患者的中位无进展生存期为 10.3 个月，化疗组为 6.0 个月（疾病进展或死亡 HR 为 0.5）。接受派姆单抗治疗的患者的客观缓解率（44.8%）比化疗组的高（27.8%）。在接受派姆单抗治疗的患者中，总生存期尚未达到，并且治疗相关不良事件较少。简而言之，在 PD-L1 表达 ≥ 50% 的患者中，与化疗相比，派姆单抗可改善反应率、反应持续时间和生存期。与之对比，另一项临床试验针对 PD-L1 表达 ≥ 1%（28-8 抗体检测）的患者，将纳武单抗治疗与铂类化疗进行了比较，但分析的主要指标是 PD-L1 表达 ≥ 5% 的患者的无进展生存期。纳武单抗组的中位无进展生存期为 4.2 个月，化疗组为 5.9 个月（疾病进展或死亡 HR 为 1.15）。探索性分析显示，高突变负荷的患者（定义为大于等于 243 个突变）接受纳武单抗治疗后，与化疗相比，中位无进展生存期得到改善（9.7 个月 vs 5.8 个月；HR 0.62）。相反地，低突变负荷（定义为 0~99 个突变）或中等突变负荷（定义为 100~242 个突变）的患者接受纳武单抗治疗后，与化疗相比，中位无进展生存期差（4.1 个月 vs 6.9 个月；HR 1.82）。值得强调的是，肿瘤突变负荷分析尚未被批准用于诊断性检测，现仍在探索中。然而，它在筛选患者方面具有令人鼓舞的潜力。为什么派姆单抗的一线试验成功，但纳武单抗的却不成功？这个问题似乎很难回答，因为这两种药物靶向作用于同一分子。除了药物本身不同之外，两个试验之间最大的差别是用于免疫组化的 PD-L1 抗体和用于确定 PD-L1 阳性的界值。派姆单抗目前获批用于 PD-L1 ≥ 50% 的患者的一线治疗。

派姆单抗联合卡铂和培美曲塞也获得了 FDA 的加速批准，用于治疗晚期肺腺癌（Langer 等，2016）。在与之相关的临床试验中，按肿瘤细胞 PD-L1 的表达（<1% 和 ≥ 1%）对患者进行分层，患者随机接受单独化疗

或化疗联合派姆单抗治疗。单独化疗组的患者后续接受培美曲塞维持治疗，化疗联合派姆单抗组的患者后续接受培美曲塞和派姆单抗维持治疗。共有 123 名患者参加了这项试验。然而，派姆单抗联合化疗组的反应率（55%）显著高于单独化疗组（29%），但毒性更大（两组分别为 39% 和 26%）。对于接受派姆单抗联合化疗的患者而言，其反应率因肿瘤细胞 PD-L1 表达情况不同而有所差异。例如，PD-L1 表达小于 1% 的反应率为 57%，PD-L1 表达大于等于 1% 的反应率为 54%，PD-L1 表达在 1%~49% 的反应率为 26%，PD-L1 表达大于等于 50% 的反应率为 80%。因此，选择的 PD-L1 表达界值越高反应率似乎更好。

阿特珠单抗

阿特珠单抗（Atezolizumab；也称为 MPDL3280A）是靶向作用于 PD-L1 的人源化 IgG1 单克隆抗体。在 Ⅱ 期 POPLAR 试验中，287 名经铂类化疗后进展的鳞状细胞型（34%）和非鳞状细胞型（66%）NSCLC 患者随机接受每 3 周 1 次的阿特珠单抗 1200mg 或多西他赛治疗（Fehrenbacher 等，2016）。PD-1 在 T 细胞上比在肿瘤细胞上更常被检测到，纳武单抗和派姆单抗靶向作用于 PD-1，而阿特珠单抗靶向作用于 PD-L1。虽然对纳武单抗和派姆单抗来说，PD-L1 的补充和伴随诊断检测聚焦在肿瘤细胞 PD-L1 表达上，但用阿特珠单抗进行的 POPLAR 研究却考察了肿瘤细胞（tumor cells，TC）和肿瘤浸润免疫细胞（tumor-infiltrating immune cells，IC）上的 PD-L1 表达。因此，参与 POPLAR 研究的受试者的 PD-L1 表达被半定量评分为 IC 0、1、2、3 和 TC 0、1、2、3。接受阿特珠单抗治疗的受试者的总生存期（12.6 个月，95%CI 9.7~16.4）显著优于接受多西他赛治疗的患者（9.7 个月，95%CI 8.6~12）。尽管两组的客观反应率相同（15%），但阿特珠单抗的有效时间（14.4 个月，95%CI 11.6 至不可评估）比多西他赛更为持久（7.2 个月，95%CI 5.6~12.5）。POPLAR 研究入组了 97 例鳞状细胞型 NSCLC 患者，在该组人群中，阿特珠单抗组的总生存期为 10.1 个月，多西他赛组为 8.6 个月（HR 0.80，95%CI 0.49~1.30）。在 190 例非鳞状细胞型 NSCLC 患者中，阿特珠单抗组的总生存期为 15.5 个月，多西他赛组为 10.9 个月（HR 0.69，95%CI 0.47~1.01）。TC、IC 或两者的 PD-L1

表达升高能够预测阿特珠单抗的获益。在 TC 2/3 或 IC 2/3 亚组中，接受阿特珠单抗治疗患者的总生存期（15.1 个月，95%CI 8.4 至不可估计）比接受多西他赛的患者有改善（7.4 个月，95%CI 6~12.5）。相比之下，PD-L1 水平低于 1% 的患者（TC 0 组和 IC 0 组）似乎没有从阿特珠单抗治疗中获益，并且该组患者的生存期与接受多西他赛治疗组相同（9.7 个月）。该研究还探讨了 T 细胞效应相关和干扰素 -γ 相关的基因表达特征，发现它们都与 IC 的 PD-L1 表达相关，但与 TC 无关。对于高表达 T 细胞效应相关和干扰素 -γ 相关基因的肿瘤患者而言，阿特珠单抗治疗改善了总生存期。对于高表达其他 PD-L1:PD-1 途径相关（PD-L1 受体 PD-1 和 B7.1，以及另一配体 PD-L2）基因的患者来说也是如此。与接受多西他赛治疗的患者（53%）相比，在接受阿特珠单抗治疗的患者（40%）中 3~5 级不良事件较少见。报道称阿特珠单抗治疗最常见的相关不良事件是疲劳（20.4%）、食欲下降（17.6%）和恶心（12%）；3% 的患者有肺炎。POPLAR 是第一项研究阻断 PD-L1 的免疫检查点抑制剂在 NSCLC 二线或三线治疗中具有良好安全性和有效性的临床试验，并表明 TC 和 IC 上的 PD-L1 表达具有预测作用。

在 POPLAR 试验之后，OAK 试验将接受过 1~2 次治疗的患者随机分配到阿特珠单抗治疗组或多西他赛组（Rittmeyer 等，2017）。主要指标是意向治疗人群和 PD-L1 表达组（TC 1/2/3 或 IC 1/2/3，肿瘤细胞或肿瘤浸润免疫细胞上 PD-L1 表达大于等于 1%）的总生存期。对 1225 名入组患者中的 850 名进行主要疗效分析。接受阿特珠单抗治疗的患者的总生存期（中位数 13.8 个月）明显好于接受多西他赛的患者（中位数 9.6 个月；HR 0.73；95%CI 0.62~0.87，P=0.0003）。虽然在 TC 1/2/3 或 IC 1/2/3 人群中，接受阿特珠单抗治疗的患者的总生存期（中位数 15.7 个月）比接受多西他赛治疗的患者更好（中位数 10.3 个月；HR 0.74；95% CI 0.58~0.93，P=0.0102），但在未检测到 PD-L1 的组中，接受阿特珠单抗治疗的患者的总生存期（中位数 12.6 个月）同样优于接受多西他赛的患者（中位数 8.9 个月；HR 0.75；95%CI 0.59~0.96）。无论组织学类型如何，这种生存获益都可以被观察到。研究提示，阿特珠单抗的毒性比多西他赛的低。在先前治疗过的 NSCLC 中，与多西他赛相比，阿特珠单抗治疗提高了患者的生存期，且安全性更好。

小细胞肺癌

肺癌治疗方面的最新发现和进展大多集中在 NSCLC，治疗 SCLC 的方法在过去几十年中没有显著改变。在 NSCLC 和其他恶性肿瘤中，免疫治疗有令人鼓舞的疗效，这推动了免疫治疗在 SCLC 中应用的研究。针对含铂方案化疗后进展的 SCLC 患者的 I/II 期临床试验，研究了纳武单抗或纳武单抗联合伊匹单抗的治疗疗效。单独使用纳武单抗的患者每 2 周接受 3mg/kg 治疗，而联合治疗的患者每 3 周分别接受纳武单抗 1mg/kg 加伊匹单抗 1mg/kg、纳武单抗 1mg/kg 加伊匹单抗 3mg/kg、纳武单抗 3mg/kg 加伊匹单抗 1mg/kg 治疗，随后每 2 周接受纳武单抗 3mg/kg 维持治疗。该试验在数据公布时仍在进行，数据显示在 216 名患者中，单独使用纳武单抗的反应率为 10%，接受纳武单抗 1mg/kg 加伊匹单抗 1mg/kg 的反应率为 33%（1/3），接受纳武单抗 1mg/kg 加伊匹单抗 3mg/kg 的反应率为 23%（14/61）（Antonia 等，2016）。无论 PD-L1 表达如何，均可观察到应答。根据二线常用药拓扑替康的反应率（Von Pawel 等，2014），这些结果强烈推荐在 SCLC 中联合使用细胞毒性 T 淋巴细胞相关抗原 4（CTLA-4）抑制剂和 PD-1 抑制剂。虽然该组合尚未得到 FDA 批准，但截至 2017 年 3 月，美国国立综合癌症网络推荐可使用该组合二线治疗 SCLC。

非小细胞肺癌免疫治疗试验的终点

在 CTLA-4 抑制剂伊匹单抗被推荐用于治疗黑色素瘤后不久，与生存获益相关的独特反应模式被人们所认识，包括假性进展，即在影像学显示肿瘤直径增加或出现新病灶后仍有疗效反应。这些发现导致免疫相关疗效标准（Immune-Related Response Criteria）的引入，以替代实体瘤疗效评价标准 1.1 版（ResponseEvaluation Criteria in Solid Tumors, version 1.1，RECIST v1.1），用于评估黑色素瘤免疫治疗的疗效（Wolchok 等，2009）。最近，针对 KEYNOTE 001 试验中接受派姆单抗治疗的黑色素瘤患者，一项研究比较了 irRECIST 和 RECIST v1.1 对疗效的评估。结果发现 2 年总生存率存在差异，这取决于确定疾病进展的标准。37.5% 的患者按照 RECIST v1.1 显示为疾病进展，但按照 irRECIST 却未显示进展。相比之下，同时参照这两个标准，17.3% 的患者显示为疾病进展。因此，根据 RECIST v1.1 确定进展可导致免疫疗法的过早停用，并可能使患者丧失额外的获益（Hodi 等，2016）。据估计，在首次免疫检查点试验中，包括假性进展在内的免疫相关影像学反应的总发生率为 4%。但是该数据可能被低估，因为没有对所有患者进行 irRECIST 评估（Chiou 和 Burotto，2015）。对于 NSCLC 来说，现有的数据甚至更少。在一项针对多种恶性肿瘤的研究中，有一份关于 NSCLC 患者免疫相关影像学反应的未量化报告（Topalian 等，2012）。总的来说，假性进展在 NSCLC 中并不像在黑色素瘤中那样常见。更多关于目前临床试验中免疫相关疗效反应的报告将会阐明这一现象，在这之前，临床医生仍应将其视为一种可能性。临床上，区分假性进展和真性进展是具有挑战性的。是否继续治疗取决于其他因素如治疗耐受性等。

用于 NSCLC 的新型免疫治疗策略具有与经典细胞毒性化学疗法不同的作用机制。免疫疗法通常不具有即时或直接的细胞毒性作用，但会通过动员自身免疫系统间接对抗肿瘤。在经典细胞毒性化疗药物的评估疗效方法中，确立了总生存期、无进展生存期、进展时间、总体疗效反应等疗效终点。然而，免疫疗法的 II 期和 III 期临床试验使用了与之相同的疗效终点。在 CheckMate 057 意向治疗分析中，多西他赛的无进展生存获益最初与纳武单抗无差别或略优。仅在 8 个月之后，纳武单抗似乎显得更有优势，主要因为受益于该药的患者后续出现的疗效反应。对可检测到 PD-L1 表达的患者而言，纳武单抗明显拥有更好的无进展生存期和总生存期。

对于应用细胞毒性化疗药物治疗的患者，无进展生存期通常与总生存期相关（Suzuki 等，2015），但由于交叉治疗和靶向治疗的出现，该结论并不总是成立（Hotta 等，2013；Blumenthal 等，2015）。值得注意的是，自从第一项免疫治疗研究以来，缺乏良好的无进展生存期并不意味着总生存期也不理想，正如在 CheckMate、KEYNOTE 和 POPLAR 临床试验中所见的那样。因此，对于免疫治疗试验，在判断新药物的功效时，使用免疫相关无进展生存期和总生存期可能更合适（Johnson 等，2015）。

免疫治疗药物在临床试验中的应用促使我们重新评估目前试验成功的标准。免疫治疗临床研究的另一个独特特征是，治疗组曲线通常在随机化后数月才开始和对照组分离，而在化疗的临床试验中，治疗组和对照组曲线通常在随机化后不久分离。当前评估无进展生存期和总生存期的方法基于 Kaplan Meier 法，该法假定各对比组风险不随时间而改变。然而，在免疫治疗试验中，生存获益主要见于曲线的尾部，也就是随机化后数月。因此，研究人员提出了新的统计方法，如使用加权对数秩检验，进行额外的敏感性分析，或者在比通常时间点更晚时估计生存率。这些统计方式可以解释长期生存者和延迟的疗效反应（Dranitsaris 等，2015）。

PD-L1 评估和伴随检测

FDA 批准的 3 种用于 NSCLC 的 PD-1 或 PD-L1 的抑制剂药物分别检测 PD-L1 表达的诊断性测试（表 4.1）。用于检测 PD-L1 的每个抗体都有自身的染色特征和阳性界值。由于不同的 PD-L1 表达界值和 PD-L1 检测抗体，临床上检测 PD-L1 表达的方法比较混乱，存在争议（Mansfield 和 Dong，2016）。这种争议源自检测方法之间的差异和对瘤内及瘤间异质性的困惑。

检测一致性

许多研究人员已经评估了不同 PD-L1 检测方法之间的一致性。在一次研究中，在 40 个 NSCLC 样本中进行 FDA 批准的 PD-1 或 PD-L1 抑制剂相关的抗体和 SP263 的比较（Hirsch 等，2017）。22C3、28-8 和 SP263 抗体在检测肿瘤细胞 PD-L1 表达方面的能力相似，与其他抗体相比，用 SP142 抗体检测免疫细胞 PD-L1 表达的敏感性更高。这种差异可能是因为 28-8、22C3 和 SP263 克隆检测的是 PD-L1 细胞外表位，而 SP142 检测的是细胞内表位。当使用每个抗体各自的 PD-L1 表达界值时，14/38 个样本（37%）出现了对其阳性认定的不同判断结果。多个研究机构使用这 4 种抗体对 90 个 NSCLC 样本进行检测。在该研究中，SP142 抗体在肿瘤细胞和免疫细胞中检测到的 PD-L1 表达要比其他抗体低；分别用这些抗体检测肿瘤细胞的 PD-L1 表达，其一致性要优于检测免疫细胞 PD-L1 表达；病理学家对于以上观点的认同比较一致（Rimm 等，2017）。在另一项研究中，使用 22C3、28-8 和 SP263 对 500 个 NSCLC 样本进行测试，在多个表达界值处可以观察到 90% 或更好的一致性（Ratcliffe 等，2017）。这些研究表明，多数 PD-L1 的检测在一致性方面是良好的，但有些抗体具有不同的检测模式，同时界值的选择也会影响一致性。

表 4.1　FDA 批准的药物及其检测方法

药物	线	抗体	平台	界值
纳武单抗	≥ 2	28 - 8	Autostainer Link 48	≥ 1% 肿瘤细胞
派姆单抗	≥ 1	22C3	Autostainer Link 48	≥ 50% 肿瘤细胞
阿特珠单抗	≥ 2	SP142	BenchMark ULTRA	TC 1/2/3，IC 1/2/3

异质性

在肺癌和其他恶性肿瘤中，PD-L1 表达的异质性可能影响其作为生物标志物的可行性。一组研究人员使用 SP142 抗体比较完全切除的肺癌和配对活检标本之间的 PD-L1 表达，整体不一致率为 48%，Kappa 系数（κ）为 0.218。当获得更多活检组织时，PD-L1 表达的一致性在配对的两组中也能够得到改善（Ilie 等，2016）。这些结果表明，PD-L1 表达存在显著的瘤内异质性，活检组织中没有检测到 PD-L1 表达并不排除在其他地方检测到 PD-L1 的可能。

由于大多数接受免疫治疗的肺癌患者有转移性病灶，研究人员一直对配对病灶之间 PD-L1 表达的异质性感兴趣。因此，针对来自 32 名患者的完全切除的多灶性肺癌标本，研究人员评估了不同病灶中 PD-L1 表达的一致性。总的来说，研究人员在 20 名患者的配对病灶中观察到肿瘤细胞 PD-L1 表达的一致性，在 12 名患者的配对病灶中观察到肿瘤细胞 PD-L1 表达的不一致性（$\kappa = 0.01$）。PD-L1 表达在配对孤立肺癌病灶中存在异质性，但在肺内转移灶中存在高度一致性。之后，研究人员用双向测序法来确定配对的肺癌病灶是否有关联（Mansfield 等，2016b），发现 23 名患者有多个孤立的原发性肺癌灶，9 名患者有肺内转移灶。8 名肺内转移患者的配对病灶中存在肿瘤细胞 PD-L1 表达一致性，1 名患者存在不一致性（κ=0.73）。由此得出结论，PD-L1 表达在配对孤立肺癌病灶中存在异质性，但在肺内转移的病灶中一致性相对较好（Mansfield 等，2016b）。

　　在随后的项目中，针对 73 名患者，这个团队评估了完全切除的原发性肺癌灶和脑转移灶之间 PD-L1 表达的一致性，观察到 10 例患者肿瘤细胞 PD-L1 表达不一致（14%，κ= 0.71），19 例肿瘤浸润淋巴细胞（TIL）PD-L1 表达不一致（26%，κ= 0.38）（图 4.1）（Mansfield 等，2016a）。他们又另外

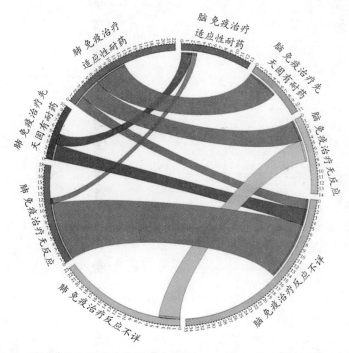

图 4.1　配对病灶之间的肿瘤微环境分类 Circos 图。基于肿瘤细胞 PD–L1 表达和肿瘤浸润淋巴细胞，如表 4.2 所示，研究人员对系列研究中配对病灶的肿瘤微环境进行分类。这些分类被标记在圆形片段上，在片段周围用刻度线表示每个分类的病灶数量。用彩色线条连接原发性肺癌灶与脑转移灶，用来表示配对样本之间肿瘤微环境分类的差异。不用线条连接一致的情况。总而言之，许多脑转移灶失去了原发性肺癌标本中存在的 PD–L1 表达或肿瘤淋巴细胞浸润（图片经牛津大学出版社授权使用，并且已发表过（Mansfield 等，2016a）

评估了肿瘤浸润淋巴细胞，并通过其他人提出的免疫学分类图表对配对病变进行评分（表 4.2）（Teng 等，2015）。脑转移灶通常丧失 PD-L1 表达或肿瘤浸润淋巴细胞，而这些可在配对原发切除标本中检测到。这也导致原发灶和转移灶之间免疫学分类的频繁变化。总之，PD-L1 表达存在瘤内和瘤间异质性，这可能限制 PD-L1 表达成为生物标志物。尽管高 PD-L1 表达可能增加免疫治疗的疗效反应，但缺乏 PD-L1 表达可能不排除从免疫治疗中获益。研究者需要通过进一步研究来确定更有力的获益预测因子。

表 4.2　肿瘤的免疫学分类

项目	PD-L1（+）	PD-L1（-）
TIL（+）	适应性免疫抵抗	免疫耐药（通过其他免疫抑制途径）
TIL（-）	先天固有耐药	免疫学特征不详

根据其他人提出的肿瘤细胞 PD-L1 表达和 TIL 的存在情况，免疫学分类总结如上（Teng 等，2015）。

其他生物标志物和未来发展

随着新型生物标志物的研究和开发，研究它们适用于 T 细胞应答中的哪个环节是很重要的。在这方面，有人提出用肿瘤免疫图分析肿瘤（Blank 等，2016）。肿瘤免疫图考虑到了有效 T 细胞应答所需的许多因素，包括肿瘤外来性或自身性突变负荷、淋巴细胞总数、肿瘤内 T 细胞存在情况、免疫检查点表达缺失、可溶性抑制物的缺失、未受到抑制的肿瘤代谢、肿瘤敏感性如 MHC 表达。可以想象一种具有高突变负荷的肿瘤，它在 HLA 分子上呈现新抗原，表达免疫检查点但不表达可溶性 T 细胞抑制物，那么它可能对免疫检查点抑制有反应。该免疫图还表明，可能需要测定免疫系统和肿瘤中的许多组分，用于最准确地预测谁将从免疫疗法中获益。在这方面，来自日本的一个小组已经开始用这种免疫图的变量对肺癌进行分类，以便给患者提供个性化免疫治疗建议（Karasaki 等，2017）。该小组观察到三种常见的免疫图模式，这表明往后可能需要不止一种免疫学方法来评价免疫治疗的敏感性。

另一个科研小组研究了肿瘤突变负荷的意义。研究结果表明，高体细胞非同义突变负荷与 PD-1 抑制剂派姆单抗的临床获益相关（Rizvi 等，2015）。其他研究人员的后续工作表明，克隆的新抗原可以引发 T 细胞免疫反应性（Mcgranahan 等，2016）。如上所述，一项回顾性分析表明，即使 PD-L1 表达 ≥ 5% 不能预测获益，但高肿瘤突变负荷与 PD-1 抑制剂纳武单抗的一线治疗获益有关（Carbone 等，2017）。当置于肿瘤免疫图的背景下时，高肿瘤突变负荷意味着有引起抗肿瘤 T 细胞应答的新抗原。然而，只考虑肿瘤突变负荷，就忽略了免疫环境中的其余部分，针对它们可能需要免疫或其他治疗。

结论

免疫治疗在肺癌中的应用正在迅速发展。针对 PD-1 或 PD-L1 的 3 种免疫治疗药物已经获得 FDA 批准用于晚期 NSCLC，其他的药物也正在研发中。在手术前的疾病早期阶段中，研究人员测试了这些药物与化疗、放疗同时或之后使用的效果。新型的血液和组织生物标志物正被开发和验证。在临床前期，正在研制更好的模型，这将方便我们进一步研究肺癌与免疫反应之间的相互作用。尽管到目前为止已经取得了重大进展，但随之而来的是患者筛选、个体化治疗和疗效监测方面的问题。

（钟润波 译；侯和磊 审校）

参考文献

[1] Antonia, S. J., Lopez-Martin, J. A., Bendell, J., Ott, P. A., Taylor, M., Eder, J. P., Jager, D., Pietanza, M. C., Le, D. T., De Braud, F., Morse, M. A., Ascierto, P. A., Horn, L., Amin, A., Pillai, R. N., Evans, J., Chau, I., Bono, P., Atmaca, A., Sharma, P., Harbison, C. T., Lin, C. S., Christensen, O., & Calvo, E. (2016). Nivolumab alone and nivolumab plus

ipilimumab in recurrent small-cell lung cancer (CheckMate 032): A multicentre, open-label, phase 1/2 trial. *Lancet Oncol, 17*, 883–895.

[2] Blank, C. U., Haanen, J. B., Ribas, A., & Schumacher, T. N. (2016). CANCER IMMUNOLOGY. The "cancer immunogram". *Science, 352*, 658–660.

[3] Blumenthal, G. M., Karuri, S. W., Zhang, H., Zhang, L., Khozin, S., Kazandjian, D., Tang, S., Sridhara, R., Keegan, P., & Pazdur, R. (2015). Overall response rate, progression-free survival, and overall survival with targeted and standard therapies in advanced non-small-cell lung cancer: US Food and Drug Administration trial-level and patient-level analyses. *J Clin Oncol, 33*, 1008–1014.

[4] Boland, J. M., Kwon, E. D., Harrington, S. M., Wampfler, J. A., Tang, H., Yang, P., & Aubry, M. C. (2013). Tumor B7-H1 and B7-H3 expression in squamous cell carcinoma of the lung. *Clinical Lung Cancer, 14*, 157–163.

[5] Borghaei, H., Paz-Ares, L., Horn, L., Spigel, D. R., Steins, M., Ready, N. E., Chow, L. Q., Vokes, E. E., Felip, E., Holgado, E., Barlesi, F., Kohlhäfl, M., Arrieta, O., Burgio, M. A., Fayette, J., Lena, H., Poddubskaya, E., Gerber, D. E., Gettinger, S. N., Rudin, C. M., Rizvi, N., Crinò, L., Blumenschein, G. R. J., Antonia, S. J., Dorange, C., Harbison, C. T., Graf Finckenstein, F., & Brahmer, J. R. (2015). Nivolumab versus docetaxel in advanced nonsquamous non-small-cell lung cancer. *New England Journal of Medicine, 373*, 1627–1639.

[6] Brahmer, J., Reckamp, K. L., Baas, P., Crinò, L., Eberhardt, W. E. E., Poddubskaya, E., Antonia, S., Pluzanski, A., Vokes, E. E., Holgado, E., Waterhouse, D., Ready, N., Gainor, J., Arén Frontera, O., Havel, L., Steins, M., Garassino, M. C., Aerts, J. G., Domine, M., Paz-Ares, L., Reck, M., Baudelet, C., Harbison, C. T., Lestini, B., & Spigel, D. R. (2015). Nivolumab versus docetaxel in advanced squamous-cell non-small-cell lung cancer. *New England Journal of Medicine, 373*, 123–135.

[7] Carbone, D. P., Reck, M., Paz-Ares, L., Creelan, B., Horn, L., Steins, M., Felip, E., Van Den Heuvel, M. M., Ciuleanu, T. E., Badin, F., Ready, N., Hiltermann, T. J. N., Nair, S., Juergens, R., Peters, S., Minenza, E., Wrangle, J. M., Rodriguez-Abreu, D., Borghaei, H., Blumenschein, G. R., Jr., Villaruz, L. C., Havel, L., Krejci, J., Corral Jaime, J., Chang, H., Geese, W. J., Bhagavatheeswaran, P., Chen, A. C., Socinski, M. A., & Checkmate, I. (2017). First-line nivolumab in stage Ⅳ or recurrent non-small-cell lung cancer. *N Engl J Med, 376*, 2415–2426.

[8] Chiou, V. L., & Burotto, M. (2015). Pseudoprogression and immune-related response in solid tumors. *J Clin Oncol, 33*, 3541–3543.

[9] Dong, H., Zhu, G., Tamada, K., & Chen, L. (1999). B7-H1, a third member of the B7 family, co-stimulates T-cell proliferation and interleukin-10 secretion. *Nat Med, 5*, 1365–1369.

[10] Dong, H., Strome, S. E., Salomao, D. R., Tamura, H., Hirano, F., Flies, D. B., Roche, P. C., Lu, J., Zhu, G., Tamada, K., Lennon, V. A., Celis, E., & Chen, L. (2002). Tumor-associated B7-H1 promotes T-cell apoptosis: A potential mechanism of immune evasion. *Nat Med, 8*, 793–800.

[11] Dranitsaris, G., Cohen, R. B., Acton, G., Keltner, L., Price, M., Amir, E., Podack, E. R., & Schreiber, T. H. (2015). Statistical considerations in clinical trial design of immunotherapeutic cancer agents. *Journal of Immunotherapy, 38*, 259–266.

［12］ Ettinger, D. S., Wood, D. E., Aisner, D. L., Akerley, W., Bauman, J., Chirieac, L. R., D'amico, T. A., Decamp, M. M., Dilling, T. J., Dobelbower, M., Doebele, R. C., Govindan, R., Gubens, M. A., Hennon, M., Horn, L., Komaki, R., Lackner, R. P., Lanuti, M., Leal, T. A., Leisch, L. J., Lilenbaum, R., Lin, J., Loo, B. W., Martins, R., Otterson, G. A., Reckamp, K., Riely, G. J., Schild, S. E., Shapiro, T. A., Stevenson, J., Swanson, S. J., Tauer, K., Yang, S. C., Gregory, K., & Hughes, M. (2017). Non-small cell lung cancer, version 5.2017, NCCN clinical practice guidelines in oncology. *Journal of the National Comprehensive Cancer Network : JNCCN, 15*, 504–535.

［13］ Fehrenbacher, L., Spira, A., Ballinger, M., Kowanetz, M., Vansteenkiste, J., Mazieres, J., Park, K., Smith, D., Artal-Cortes, A., Lewanski, C., Braiteh, F., Waterkamp, D., He, P., Zou, W., Chen, D. S., Yi, J., Sandler, A., Rittmeyer, A., & Group, P. S. (2016). Atezolizumab versus docetaxel for patients with previously treated non-small-cell lung cancer (POPLAR): a multicentre, open-label, phase 2 randomised controlled trial. *Lancet, 387*, 1837–1846.

［14］ Ferlay, J., Soerjomataram, I., Dikshit, R., Eser, S., Mathers, C., Rebelo, M., Parkin, D. M., Forman, D., & Bray, F. (2015). Cancer incidence and mortality worldwide: sources, methods and major patterns in GLOBOCAN 2012. *Int J Cancer, 136*, E359–E386.

［15］ Garon, E. B., Rizvi, N. A., Hui, R., Leighl, N., Balmanoukian, A. S., Eder, J. P., Patnaik, A., Aggarwal, C., Gubens, M., Horn, L., Carcereny, E., Ahn, M.-J., Felip, E., Lee, J.-S., Hellmann, M. D., Hamid, O., Goldman, J. W., Soria, J.-C., Dolled-Filhart, M., Rutledge, R. Z., Zhang, J., Lunceford, J. K., Rangwala, R., Lubiniecki, G. M., Roach, C., Emancipator, K., & Gandhi, L. (2015). Pembrolizumab for the treatment of non-small-cell lung cancer. *New England Journal of Medicine, 372*, 2018–2028.

［16］ Gettinger, S. N., Horn, L., Gandhi, L., Spigel, D. R., Antonia, S. J., Rizvi, N. A., Powderly, J. D., Heist, R. S., Carvajal, R. D., Jackman, D. M., Sequist, L. V., Smith, D. C., Leming, P., Carbone, D. P., Pinder-Schenck, M. C., Topalian, S. L., Hodi, F. S., Sosman, J. A., Sznol, M., Mcdermott, D. F., Pardoll, D. M., Sankar, V., Ahlers, C. M., Salvati, M., Wigginton, J. M., Hellmann, M. D., Kollia, G. D., Gupta, A. K., & Brahmer, J. R. (2015). Overall survival and long-term safety of nivolumab (Anti–Programmed Death 1 Antibody, BMS-936558, ONO-4538) in patients with previously treated advanced non–small-cell lung cancer. *Journal of Clinical Oncology, 33*, 2004–2012.

［17］ Herbst, R. S., Baas, P., Kim, D. W., Felip, E., Perez-Gracia, J. L., Han, J. Y., Molina, J., Kim, J. H., Arvis, C. D., Ahn, M. J., Majem, M., Fidler, M. J., De Castro, G., Jr., Garrido, M., Lubiniecki, G. M., Shentu, Y., Im, E., Dolled-Filhart, M., & Garon, E. B. (2016). Pembrolizumab versus docetaxel for previously treated, PD-L1-positive, advanced non-small-cell lung cancer (KEYNOTE-010): A randomised controlled trial. *Lancet, 387*, 1540–1550.

［18］ Hirsch, F. R., Mcelhinny, A., Stanforth, D., Ranger-Moore, J., Jansson, M., Kulangara, K., Richardson, W., Towne, P., Hanks, D., Vennapusa, B., Mistry, A., Kalamegham, R., Averbuch, S., Novotny, J., Rubin, E., Emancipator, K., Mccaffery, I., Williams, J. A., Walker, J., Longshore, J., Tsao, M. S., & Kerr, K. M. (2017). PD-L1 immunohistochemistry assays for lung cancer: Results from phase 1 of the Blueprint PD-L1 IHC Assay Comparison Project. *Journal of Thoracic Oncology,*

12, 208–222.

［19］Hodi, F. S., Hwu, W. J., Kefford, R., Weber, J. S., Daud, A., Hamid, O., Patnaik, A., Ribas, A., Robert, C., Gangadhar, T. C., Joshua, A. M., Hersey, P., Dronca, R., Joseph, R., Hille, D., Xue, D., Li, X. N., Kang, S. P., Ebbinghaus, S., Perrone, A., & Wolchok, J. D. (2016). Evaluation of immune-related response criteria and RECIST v1.1 in patients with advanced melanoma treated with pembrolizumab. *J Clin Oncol, 34*, 1510–1517.

［20］Hotta, K., Suzuki, E., Di Maio, M., Chiodini, P., Fujiwara, Y., Takigawa, N., Ichihara, E., Reck, M., Manegold, C., Pilz, L., Hisamoto-Sato, A., Tabata, M., Tanimoto, M., Shepherd, F. A., & Kiura, K. (2013). Progression-free survival and overall survival in phase Ⅲ trials of molecular-targeted agents in advanced non-small-cell lung cancer. *Lung Cancer, 79*, 20–26.

［21］Ilie, M., Long-Mira, E., Bence, C., Butori, C., Lassalle, S., Bouhlel, L., Fazzalari, L., Zahaf, K., Lalvée, S., Washetine, K., Mouroux, J., Vénissac, N., Poudenx, M., Otto, J., Sabourin, J. C., Marquette, C. H., Hofman, V., & Hofman, P. (2016). Comparative study of the PD-L1 status between surgically resected specimens and matched biopsies of NSCLC patients reveal major discordances: A potential issue for anti-PD-L1 therapeutic strategies. *Annals of Oncology, 27*, 147–153.

［22］Johnson, P., Greiner, W., Al-Dakkak, I., & Wagner, S. (2015). Which metrics are appropriate to describe the value of new cancer therapies? *BioMed research international, 2015*.

［23］Karasaki, T., Nagayama, K., Kuwano, H., Nitadori, J. I., Sato, M., Anraku, M., Hosoi, A., Matsushita, H., Morishita, Y., Kashiwabara, K., Takazawa, M., Ohara, O., Kakimi, K., & Nakajima, J. (2017). An immunogram for the cancer-immunity cycle: Towards personalized immunotherapy of lung cancer. *J Thorac Oncol, 12*, 791–803.

［24］Langer, C. J., Gadgeel, S. M., Borghaei, H., Papadimitrakopoulou, V. A., Patnaik, A., Powell, S. F., Gentzler, R. D., Martins, R. G., Stevenson, J. P., Jalal, S. I., Panwalkar, A., Yang, J. C., Gubens, M., Sequist, L. V., Awad, M. M., Fiore, J., Ge, Y., Raftopoulos, H., Gandhi, L., & Investigators, K. (2016). Carboplatin and pemetrexed with or without pembrolizumab for advanced, non-squamous non-small-cell lung cancer: A randomised, phase 2 cohort of the open-label KEYNOTE-021 study. *Lancet Oncol, 17*, 1497–1508.

［25］Leventakos, K., & Mansfield, A. S. (2014). Reflections on immune checkpoint inhibition in non-small cell lung cancer. *Transl Lung Cancer Res, 3*, 411–413.

［26］Leventakos, K., & Mansfield, A. S. (2016). Advances in the treatment of non-small cell lung cancer: Focus on nivolumab, pembrolizumab, and atezolizumab. *BioDrugs, 30*, 397–405.

［27］Mansfield, A. S., & Dong, H. (2016). Implications of programmed cell death 1 Ligand 1 heterogeneity in the selection of patients with non-small cell lung cancer to receive immunotherapy. *Clin Pharmacol Ther, 100*, 220–222.

［28］Mansfield, A. S., Aubry, M. C., Moser, J. C., Harrington, S. M., Dronca, R. S., Park, S. S., & Dong, H. (2016a). Temporal and spatial discordance of programmed cell death-ligand 1 expression and lymphocyte tumor infiltration between paired primary lesions and brain metastases in lung cancer. *Annals Of Oncology, 27*, 1953–1958.

［29］Mansfield, A. S., Murphy, S. J., Peikert, T., Yi, E. S., Vasmatzis, G., Wigle, D. A., &

Aubry, M. C. (2016b). Heterogeneity of programmed cell death ligand 1 expression in multifocal lung cancer. *Clin Cancer Res, 22*, 2177–2182.

[30] Mcgranahan, N., Furness, A. J., Rosenthal, R., Ramskov, S., Lyngaa, R., Saini, S. K., Jamal-Hanjani, M., Wilson, G. A., Birkbak, N. J., Hiley, C. T., Watkins, T. B., Shafi, S., Murugaesu, N., Mitter, R., Akarca, A. U., Linares, J., Marafioti, T., Henry, J. Y., Van Allen, E. M., Miao, D., Schilling, B., Schadendorf, D., Garraway, L. A., Makarov, V., Rizvi, N. A., Snyder, A., Hellmann, M. D., Merghoub, T., Wolchok, J. D., Shukla, S. A., Wu, C. J., Peggs, K. S., Chan, T. A., Hadrup, S. R., Quezada, S. A., & Swanton, C. (2016). Clonal neoantigens elicit T cell immunoreactivity and sensitivity to immune checkpoint blockade. *Science, 351*, 1463–1469.

[31] Pardoll, D. M. (2012). The blockade of immune checkpoints in cancer immunotherapy. *Nat Rev Cancer, 12*, 252–264.

[32] Ratcliffe, M. J., Sharpe, A., Midha, A., Barker, C., Scott, M., Scorer, P., Al-Masri, H., Rebelatto, M. C., & Walker, J. (2017). Agreement between programmed cell death ligand-1 diagnostic assays across multiple protein expression cutoffs in non-small cell lung cancer. *Clin Cancer Res, 23*, 3585–3591.

[33] Reck, M., Rodríguez-Abreu, D., Robinson, A. G., Hui, R., Csoszi, T., Fulop, A., Gottfried, M., Peled, N., Tafreshi, A., Cuffe, S., O'brien, M., Rao, S., Hotta, K., Leiby, M. A., Lubiniecki, G. M., Shentu, Y., Rangwala, R., Brahmer, J. R., & Investigators, K. (2016). Pembrolizumab versus chemotherapy for PD-L1-Positive non-small-cell lung cancer. *The New England Journal of Medicine, 375*, 1823–1833.

[34] Rimm, D. L., Han, G., Taube, J. M., Yi, E. S., Bridge, J. A., Flieder, D. B., Homer, R., West, W. W., Wu, H., Roden, A. C., Fujimoto, J., Yu, H., Anders, R., Kowalewski, A., Rivard, C., Rehman, J., Batenchuk, C., Burns, V., Hirsch, F. R., & Wistuba, I. I. (2017). A prospective, multiinstitutional, pathologist-based assessment of 4 immunohistochemistry assays for PD-L1 expression in non-small cell lung cancer. *JAMA Oncology, 3*(8), 1051–1058.

[35] Rittmeyer, A., Barlesi, F., Waterkamp, D., Park, K., Ciardiello, F., Von Pawel, J., Gadgeel, S. M., Hida, T., Kowalski, D. M., Dols, M. C., Cortinovis, D. L., Leach, J., Polikoff, J., Barrios, C., Kabbinavar, F., Frontera, O. A., De Marinis, F., Turna, H., Lee, J. S., Ballinger, M., Kowanetz, M., He, P., Chen, D. S., Sandler, A., Gandara, D. R., & Group, O. A. K. S. (2017). Atezolizumab versus docetaxel in patients with previously treated non-small-cell lung cancer (OAK): A phase 3, open-label, multicentre randomised controlled trial. *Lancet, 389*, 255–265.

[36] Rizvi, N. A., Hellmann, M. D., Snyder, A., Kvistborg, P., Makarov, V., Havel, J. J., Lee, W., Yuan, J., Wong, P., Ho, T. S., Miller, M. L., Rekhtman, N., Moreira, A. L., Ibrahim, F., Bruggeman, C., Gasmi, B., Zappasodi, R., Maeda, Y., Sander, C., Garon, E. B., Merghoub, T., Wolchok, J. D., Schumacher, T. N., & Chan, T. A. (2015a). Cancer immunology. Mutational landscape determines sensitivity to PD-1 blockade in non-small cell lung cancer. *Science, 348*, 124–128.

[37] Rizvi, N. A., Mazières, J., Planchard, D., Stinchcombe, T. E., Dy, G. K., Antonia, S. J., Horn, L., Lena, H., Minenza, E., Mennecier, B., Otterson, G. A., Campos, L. T., Gandara, D. R., Levy, B. P., Nair, S. G., Zalcman, G., Wolf, J., Souquet, P.-J., Baldini, E., Cappuzzo, F., Chouaid, C., Dowlati, A., Sanborn, R., Lopez-

Chavez, A., Grohe, C., Huber, R. M., Harbison, C. T., Baudelet, C., Lestini, B. J., & Ramalingam, S. S. (2015b). Activity and safety of nivolumab, an anti-PD-1 immune checkpoint inhibitor, for patients with advanced, refractory squamous non-small-cell lung cancer (CheckMate 063): A phase 2, single-arm trial. *The Lancet Oncology, 16*, 257–265.

[38] Siegel, R. L., Miller, K. D., & Jemal, A. (2017). Cancer Statistics, 2017. *CA Cancer J Clin, 67*, 7–30.

[39] Suzuki, H., Hirashima, T., Okamoto, N., Yamadori, T., Tamiya, M., Morishita, N., Shiroyama, T., Takeoka, S., Osa, A., Azuma, Y., & Kawase, I. (2015). Relationship between progression-free survival and overall survival in patients with advanced non-small cell lung cancer treated with anticancer agents after first-line treatment failure. *Asia Pac J Clin Oncol, 11*, 121–128.

[40] Teng, M. W., Ngiow, S. F., Ribas, A., & Smyth, M. J. (2015). Classifying cancers based on T-cell infiltration and PD-L1. *Cancer Research, 75*, 2139–2145.

[41] Topalian, S. L., Hodi, F. S., Brahmer, J. R., Gettinger, S. N., Smith, D. C., Mcdermott, D. F., Powderly, J. D., Carvajal, R. D., Sosman, J. A., Atkins, M. B., Leming, P. D., Spigel, D. R., Antonia, S. J., Horn, L., Drake, C. G., Pardoll, D. M., Chen, L., Sharfman, W. H., Anders, R. A., Taube, J. M., Mcmiller, T. L., Xu, H., Korman, A. J., Jure-Kunkel, M., Agrawal, S., Mcdonald, D., Kollia, G. D., Gupta, A., Wigginton, J. M., & Sznol, M. (2012). Safety, activity, and immune correlates of anti-PD-1 antibody in cancer. *N Engl J Med, 366*, 2443–2454.

[42] Velcheti, V., Schalper, K. A., Carvajal, D. E., Anagnostou, V. K., Syrigos, K. N., Sznol, M., Herbst, R. S., Gettinger, S. N., Chen, L., & Rimm, D. L. (2014). Programmed death ligand-1 expression in non-small cell lung cancer. *Lab Invest, 94*, 107–116.

[43] Von Pawel, J., Jotte, R., Spigel, D. R., O'brien, M. E., Socinski, M. A., Mezger, J., Steins, M., Bosquee, L., Bubis, J., Nackaerts, K., Trigo, J. M., Clingan, P., Schutte, W., Lorigan, P., Reck, M., Domine, M., Shepherd, F. A., Li, S., & Renschler, M. F. (2014). Randomized phase III trial of amrubicin versus topotecan as second-line treatment for patients with small-cell lung cancer. *J Clin Oncol, 32*, 4012–4019.

[44] Wolchok, J. D., Hoos, A., O'day, S., Weber, J. S., Hamid, O., Lebbe, C., Maio, M., Binder, M., Bohnsack, O., Nichol, G., Humphrey, R., & Hodi, F. S. (2009). Guidelines for the evaluation of immune therapy activity in solid tumors: Immune-related response criteria. *Clin Cancer Res, 15*, 7412–7420.

第 5 章　泌尿生殖系统恶性肿瘤

Roxana Dronca，Anagha Bangalore Kumar

膀胱癌

简介

膀胱癌是最常见的泌尿系统恶性肿瘤。在美国，每年约有 75000 例新发膀胱癌和 16000 例死亡病例，在男性肿瘤中排名第 4 位，在女性肿瘤中排名第 11 位（Siegel 等，2017）。膀胱癌主要见于老年人，通常发生在 60~70 岁之间（Lynch 和 Cohen，1995），并且发病率随年龄增长而升高。膀胱癌偶可见于儿童和青少年，通常表现为低度恶性非浸润性肿瘤（Linn 等，1998）。吸烟、环境和职业暴露是膀胱癌的主要发病原因。与一般人群相比，患有慢性或反复发作的膀胱感染或持续性膀胱炎（如神经性膀胱功能障碍伴或不伴长时间留置导尿管、膀胱结石和血吸虫感染）的患者也是膀胱癌（特别是鳞状细胞癌）的高危人群。当接触致癌物时，整个尿道壁（尿路上皮）受到由尿液排泄的致癌物前体的刺激，这恰好解释了膀胱癌和上尿路上皮癌的"场地效应"。此类肿瘤主要为多灶状发展或随着时间的推移有较高的复发倾向。因此，许多膀胱癌患者一生中多次复发，这导致美国现在有大量的膀胱癌患者。

膀胱癌的分级与分期

膀胱癌的诊断和治疗依赖于它的分期、分级和复发的风险。膀胱癌的分期是根据癌细胞侵犯膀胱壁的程度、是否累及盆腔淋巴结、是否已经扩散到膀胱以外的其他器官来判定。肿瘤分级是指癌细胞的镜下特征；病理学家将膀胱肿瘤分为低度恶性和高度恶性。通过诊断，75% 的患者为早期、非肌层浸润性膀胱癌（non-muscle invasive bladder cancer，NMIBC），另外 25% 的患者为进展期、肌层浸润肿瘤，局限于膀胱或累及淋巴结或发生远处转移（Kamat 等，2016）。5 年内 NMIBC 的复发风险为 50%~70%，进展为浸润性肿瘤的复发风险为 10%~30%（Kamat 等，2016）。影响非侵袭性膀胱癌复发和进展的主要因素为高度恶性、高分期、原位癌的存在、肿瘤的大小、多发病灶和既往有过多次复发（Kamat 等，2016）。浸润性膀胱癌被定义为至少侵犯了固有肌层的膀胱肿瘤；浸润性膀胱癌的预后主要取决于肿瘤的浸润深度、盆腔淋巴结的侵袭程度及远处转移的情况。累及局部淋巴结但不伴有远处转移的患者可以行膀胱切除术或联合治疗，而出现远处转移则很难治愈，通常需要进行系统性治疗。

免疫治疗在膀胱癌治疗中的作用

卡介苗在非肌层浸润性膀胱癌治疗中的作用

治疗非肌层浸润性膀胱癌的首要手段是：经尿道膀胱镜电切所有可见肿瘤，并保证足够的切除范围。进一步的治疗策略是：基于风险分层，通过临床和病理特征，将 NMIBC 分为低风险、中等风险或高风险。由于 NMIBC 复发率高，常推荐联合辅助治疗。最常见和最早用于膀胱癌的免疫治疗是膀胱内卡介苗（Bacillus Calmette-Guérin，BCG）灌注。BCG 是用减毒牛型结核杆菌制成的活菌苗。虽然 BCG 的作用机制还未完全阐明，但动物实验表明膀胱内注射卡介苗对浅表性膀胱癌有效。据报道，BCG 的第一次人体研究是在 20 世纪 70 年代中期进行的。BCG 抗肿瘤的作用可能是由于 BCG 感染对肿瘤细胞的直接作用和机体免疫应答的激活，通过特异性和非特异性细胞免疫机制增强了机体对肿瘤细胞的识别与破坏。BCG 有进入膀胱细胞的倾向，这可能是表达抗原提呈分子和后续免疫应答的关键。细胞因子的释放，特别是 Th1 细胞因子（白细胞介素 -2、肿瘤坏死因子、白细胞介素 -12 和干扰素 -γ）和白细胞介素 -8、白细胞介素 -17 诱导抗肿瘤作用，其不仅被细胞毒性 T 淋巴细胞调节，还受到自然杀伤细胞、中性粒细胞和巨噬细胞的调节。因此，经尿道膀胱肿瘤切除联合膀胱内灌注卡介苗被认为是目前治疗 NMIBC 最有效的手段，可以有效延缓肿瘤进展，减少复发。因此，有高复发风险和某些中等风险的患者推荐膀胱内灌注卡介苗治疗，通常在肿瘤切除术后的 2~6 周内开始。一般在维持治疗之后才会获得较好的效果。高风险患者进行 3 年的维持治疗可以改善预后，而中等风险患者进行 1 年的维持治疗即可有改善。

免疫治疗在转移性膀胱癌治疗中的作用

之前，进展期或转移性膀胱癌的患者，如果病情继续进展或者不适合使用常规铂类为基础的化疗方案，生存期一般很短。最近几年，已经有多项临床试验用于评估新的免疫检查点抑制剂在转移性尿路上皮癌（metastatic urotheliol carcinoma，mUC）中的作用，并且近来已经有几种新的制剂被 FDA 批准使用。

阿特珠单抗（Atezolizumab）是一种人源化的抗 PD-L1 抑制剂，波尔斯和他的同事首次报道该抑制剂对晚期尿路上皮癌是安全有效的（Powles 等，2017）。这是一项 I 期临床试验，该试验招募生物学标志物阳性的患者，结果显示：肿瘤浸润免疫细胞 PD-L1 阳性的患者缓解率特别高。并且，这种疗效通常是迅速的，在 6 周内的第一次影像学评估中就可以发现明显改变，且比曾接受过化疗的患者疗效更加持久。药物常见的不良反应包括周围神经病变、听力损害或肾损害，这提示，与化疗相比，老年膀胱癌患者可能更能耐受这种药物。基于这些数据，FDA 证实了阿特珠单抗在 mUC 治疗中的突破性地位。这些结果在 II 期 IMvigor210 研究中进一步被证实，该研究在两组患者中试验了每 3 周使用 1 次 1200mg 阿特珠单抗的临床疗效。第一组包括不符合化疗条件的局部晚期或转移性癌患者；第二组为铂耐药患者。其中第二组共入组 310 例转移性尿路上皮癌患者，此组患者使用阿特珠单抗治疗的结果显示：患者的客观缓解率（ORR）为 15%。此外，与 I 期临床试验结果相似，中位随访 12 个月，45 名患者中有 38 名（84%）持续缓解（Rosenberg 等，2016）。本研究采用免疫细胞浸润法检测患者肿瘤标本中 PD-L1 的表达。PD-L1 肿瘤浸润免疫细胞（IC）状态由 PD-L1 阳性免疫细胞在肿瘤微环境中的百分比来确定，分为 IC0（<1% 阳性细胞），IC1（≥ 1% 但 < 5% 阳性细胞）和 IC2/3（≥ 5% 阳性细胞）。PD-L1 高表达的患者预后更好；在所有可评估的患者中，客观缓解率为 15%，310 例患者中有 15 例（5%）完全缓解，IC2/3 组的客观缓解率为 26%，其中 11 例（11%）完全缓解。经过 11.7 个月的中位随访后，IC2/3 组、IC1 组和 IC0 组的中位生存期分别为 11.4 个月、6.7 个月和 6.4 个月。最常见的不良反应是疲劳，出现在约 16% 的患者中。有 5% 的患者出现严重的 3 级和 4 级不良反应，包括肝功能异常、皮疹、呼吸困难和肺炎。基于这些结果，FDA 快速批准了将阿特珠单抗用于局限性进展期转移性尿路上皮癌的患者，这些患者应存在以下情况：含铂药物化疗期间或

者含铂药物化疗新辅助或者辅助治疗 12 个月内有疾病进展。队列 1 是化疗初治的患者，但是此类患者不适合顺铂治疗。该组共有 119 例患者，有 18% 的患者接受新辅助治疗，有 10% 的患者接受放射治疗。其客观缓解率（ORR）为 23%，完全缓解率（CR）为 9%。中位缓解时间未统计；29 名患者中有 19 名持续缓解到试验结束。全组的中位总生存期为 15.9 个月。本次试验中，肿瘤突变负荷与缓解情况有关。12% 的患者出现了免疫介导的全部不良反应，3 级和 4 级不良反应发生率为 7%（Batar 等，2017）。这项研究的结果随后加速了 FDA 批准将阿特珠单抗用于不符合顺铂化疗条件的局部晚期或转移性尿路上皮癌患者的一线治疗药物。

纳武单抗（Nivolumab）是一种针对 PD-L1 的完全人源化的单克隆抗体。在 I 期临床试验中（CheckMate 032），无论 PD-L1 状态如何，mUC 患者每 2 周使用 1 次 3mg/kg 的纳武单抗。在参加这项研究的 86 名患者中，78 人至少接受了 1 次纳武单抗治疗；该组患者的客观缓解率为 24.4%，中位无进展生存期为 28 个月，有 51.6% 的患者总生存期达到了 12 个月（Sharma 等，2016）。在 78 例患者中，17 例患者出现 3 级、4 级治疗相关的不良事件（占 22%）。一项较大规模的单臂 II 期临床试验（CheckMate 275）研究了纳武单抗单独治疗 270 例接受含铂药物化疗后进展的局部晚期或转移性尿路上皮癌患者的治疗效果。患者的客观缓解率为 19.6%。肿瘤细胞中 PD-L1 高水平表达与高客观缓解率相关（PD-L 表达水平 > 5% 的患者客观缓解率为 28.4%；PD-L1 表达水平 ≥ 1% 的患者客观缓解率为 23.8%；PD-L1 表达水平 < 1% 的患者客观缓解率为 16.1%）（Sharma 等，2017）。基于此类数据，FDA 快速批准了用纳武单抗用于治疗以下患者：局限性晚期或转移性尿路上皮癌并且发生进展或接受了顺铂治疗远处转移；接受了辅助或新辅助治疗含铂药物化疗后 1 年内出现进展的患者。

度伐单抗（Durvalumab）是一种人源化的抗 PD-L1 抑制剂，治疗进展后或含铂化疗的晚期尿路上皮癌患者，推荐剂量为 10mg/kg、每 2 周静脉滴注 1 次。度伐单抗的 I 、II 期临床试验共纳入 191 例患者，但有 1 例患者已经接受了含铂药物化疗（Powel 等，2017）。本试验客观缓解率为 18%（34 例），包括 7 例完全缓解和 27 例部分缓解。PD-L1 高表达的患者疾病缓解率高于 PD-L1 低表达或阴性的患者（28% vs 5%）。中位无进展生存期和中位总生存期分别为 1.5 个月和 18.2 个月，1 年总生存率为 55%。3 级和 4 级治疗相关的不良反应发生率为 7%，有 2 例患者因免疫介导的不良反应死亡（自身免疫性肝炎、肺炎）。度伐单抗在 2017 年 5 月获得了 FDA 的批准，用于含铂药物化疗后进展或含铂药物化疗辅助或新辅助治疗 1 年内疾病进展的局限性晚期或转移性尿路上皮癌（Massard 等，2016）。

阿维鲁单抗（Avelumab）是一种人源化的抗 PD-L1 抑制剂（Apolo 等，2017）。作为 I 期 JAVELIN 实体肿瘤临床试验的一部分，44 名 mUC 患者接受了阿维鲁单抗治疗，中位随访 16.5 个月。3 级和 4 级治疗相关不良反应发生率为 7%；客观缓解率为 18.2%，中位无进展生存期为 11.6 周，中位总生存期为 13.7 月，12 个月总生存率为 54.3%（Apolo 等，2017）。阿维鲁单抗在 2017 年 5 月获得了 FDA 的快速批准，用于治疗化疗期间快速进展、含铂药物化疗辅助或新辅助治疗后 1 年内出现进展的局限性晚期或转移性尿路上皮癌的患者。

派姆单抗（Pembrolizumab）是一种人源化抗 PD-1 抗体。II 期临床试验 KEYNOTE 052 招募了 374 名不符合顺铂化疗条件的患者接受派姆单抗每 3 周 200mg 剂量的治疗（O'Donell 等，2017）。在此次试验中，受试者的平均年龄为 74 岁，有 1/3 的患者年龄超过 80 岁。总体客观缓解率为 29%，其中完全缓解率为 7%。所有分组均观察到了持久的疾病缓解，分析时没有记录到缓解的中位时间。这是一项里程碑式的研究，它促成了将派姆单抗作为不适合顺铂化疗患者的一线治疗药物的快速审批。III 期临床试验 KEYNOTE 045 中，542 例含铂药物化疗后复发或进展的患者被随机分配到派姆单抗组（每 3 周 200mg，共 24 个月）或研究者选择的化疗组（紫杉醇、多西他赛或长春新碱）（Bellmunt 等，2017）。派姆单抗组的缓解率高于化疗组（21.1% vs 11.0%），且总生存期也获得了显著提升，中位生存期分别为 7.4 个月和 10.3 个月。派姆单抗组的严重治疗相关性不良反应发生率显著低于化疗组（15.0% vs 44%）。根据上述结果，派姆单抗被批准用于治疗化疗期间或含铂药物化疗辅助或新辅助治疗后 1 年内疾病进展的患者。

2017 年欧洲肿瘤医学会（European Society for Medical Oncology，ESMO）上发表的 KEYNOTE 045 临床试验结果证实，与研究者选择的

替代化疗方案相比，初次化疗后接受了派姆单抗治疗的晚期尿路上皮癌患者的生存期显著延长（Bellmunt 等，2017）。进行中的研究还有：NCT02625961 用于评估派姆单抗对于卡介苗治疗后复发的非肌层浸润性膀胱癌的疗效；NCT02690558 是研究派姆单抗联合吉西他滨和顺铂作为新辅助治疗的疗效；NCT02500121 是研究转移性膀胱癌患者初次化疗后，用 PD-1 抑制剂派姆单抗进行维持治疗的效果。

一致推荐：阿特珠单抗、度伐单抗、阿维鲁单抗、派姆单抗和纳武单抗都是 FDA 批准和推荐用于治疗局限性晚期或转移性尿路上皮癌含铂药物化疗或围手术期铂类药物物为基础的化疗后 12 个月内疾病进展的患者。可以根据剂量和可用程度来选择这些药物。阿特珠单抗和派姆单抗也被推荐作为不适合顺铂化疗患者的一线用药。值得注意的是，这些药物是基于缓解率和缓解持续时间被快速审批通过的，获得继续批准可能还需要未来临床获益的证据（Kamat 等，2017）。

肾细胞癌

简介

历史上，肾细胞癌（renal cell carcinoma，RCC）曾被称为肾上腺样瘤（hypernephroma）或 Grawitz 瘤。起初，学者们认为肾细胞癌起源于异位肾上腺组织（Grawitz，1883）。直到 20 世纪 50 年代末期，肾细胞癌的起源才进一步明确，即起源于肾（Foot 等，1951；Oberling 等，1960），且肾细胞癌这一专业术语也开始正式被使用。85%~90% 的成人肾癌起源于肾实质，仅有不到 10% 的患者起源于肾盂，且通常为移行性尿路上皮细胞癌。此类肿瘤的治疗方案与膀胱癌类似（Chow 等，1999）。大多数肾实质性肿瘤为肾透明细胞癌（clear-cell renal cell carcinomas，ccRCC），组织学上非透明细胞癌占肾细胞癌的 20%~25%；然而，非透明细胞癌种类繁多，每一个单独的亚型（即乳头状肾细胞癌、嫌色细胞癌、集合管癌、髓样癌、易位癌等）相对罕见，难以在大型前瞻性研究中开展。肉瘤样癌不被认为是一种独立的肿瘤，而是一种进展迅速、预后差的肾细胞癌，因为所有亚型都可能出现高度恶性肉瘤样改变。

在美国，肾细胞癌约占肿瘤发病率的 4%，死亡率占肿瘤死亡率的 2%，每年约有 6.4 万新发病例和近 1.4 万死亡病例（Siegel 等，2017）。在美国，与白种人和西班牙裔美国人相比，非洲裔美国人的肾细胞癌发病率最高，亚裔 / 太平洋岛民的发病率最低（约占其他种族 / 族裔的一半）（Chow 和 Devesa，2008）。肾细胞癌在男性中的发病率高于女性，此前报道显示所有种族和族裔中男性发病率是女性的 2 倍（Chow 和 Devesa，2008），尽管最近的数据表明，这种差距可能正在缩小（Jemal 等，2009）。一般情况下，男性患者肿瘤体积更大、分化级别更高、肿瘤分期也更晚，区域扩散和转移扩散的发生率也更高（Aron 等，2008）。通常，RCC 在 70~80 岁的患者中被诊断出来，在 40 岁之前诊断出的患者为 5%~10%（Gillett 等，2005；Thompson 等，2008）。最近的研究表明，年轻人患 ccRCC 的可能性较小（Gillett 等，2005；Thompson 等，2008），尽管肿瘤大小相似，但与较年长的患者相比，他们多在早期表现出症状，并在疾病早期被确诊（Verhoest 等，2007）。在美国，肾细胞癌的发病率在所有种族和性别中均随着时间的推移持续上升（Chow 等，1999），究其原因，可能是影像学技术的发展，如超声检查、计算机断层扫描（CT）和磁共振成像（MRI）在其他腹部疾病诊断的广泛使用，使患者在出现症状之前（偶然事件）就被确诊肿瘤（Sanchez-Martin 等，2008）。事实上，越来越多的肾细胞癌患者在早期诊断，当然也包括局限性肿瘤，尤其是小肿瘤（直径 < 2cm）和直径 2~4cm 肿瘤的发病率显著增加（Chow 和 Devesa，2008）。近年来，无论是男性还是女性，诊断提前，发现时肿瘤体积越来越小使肿瘤死亡率持续下降（Jemal 等，2009；Levi 等，2008）。事实上，诊断时肿瘤的大小似乎已经成为了一个很强的生存率预测因素，较小的肿瘤体积可获得较高的生存率，尽管美国注册中心数据显示，所有肿瘤分期的肾细胞癌患者总体 5 年生存率都明显提高，仍建议提高对这些患者的整体诊疗水平（Chow 和 Devesa，2008）。

疾病的严重程度
原发灶（T）、淋巴结（N）、远处转移（M）分期系统（TNM 分期）

是根据原发肿瘤的范围和是否存在区域淋巴结累及或远处转移，以及肾细胞癌的所有组织学分型。TNM 分期与患者预后密切相关，并可为患者的疾病诊疗提供重要信息。目前临床增加了影像学检查的使用，肾细胞癌更容易被偶然诊断，2/3 的患者表现为局限性疾病（即局限于肾），其余 1/3 患者一半为区域性疾病（即有区域性淋巴结转移），一半为远处转移（Kane 等，2008）。

免疫治疗在肾细胞癌治疗中的作用

长期以来，肾细胞癌被认为是一种具有化疗抵抗性但具有高"免疫原性"的癌症。这来自于 20 世纪 60 年代的观察研究，一些转移性肾细胞癌（metastatic RCC，mRCC）患者在原发病灶切除后，转移部位肿瘤经历了一种独特的自发缓解现象（Everson，1964；Hallahan，1959）。此外，在 20 世纪 80 年代和 90 年代，临床证明 5%~7% 的患者中应用高剂量 IL-2（HD IL-2）获得完全缓解，其中大多数患者是持久性甚至是潜在的治愈（Fyfe 等，1995；Fisher 等，2000）。因此，利用自身免疫系统抗癌的疗法一直是人们关注的焦点，尤其是因为它具有细胞毒性或靶向治疗无法看到的持久缓解潜能。对于 mRCC 来说，虽然临床效益适中，但在使用上受毒性限制，且在使用白细胞介素 -2 进行免疫治疗时，在医院环境中治疗十分困难；但是在 2005 年靶向治疗发展之前，使用细胞因子如 IL-2（Fyfe 等，1995）或 IFN-α（Dekernion 等，1983）的免疫疗法是主要治疗方案。自 2005 年以来,10 种药物被批准用于治疗转移性 ccRCC,包括 6 种以血管内皮生长因子（VEGF）酪氨酸激酶受体为靶点的药物［索拉非尼（Sorafenib）、舒尼替尼（Sunitinib）、帕唑帕尼（Pazopanib）、阿西替尼（Axitinib）、卡博替尼（Carbozantinib）和乐伐替尼（Lenvatinib）］，2 种以哺乳动物雷帕霉素靶蛋白（mammalian target of rapamycin，mTOR）通路为靶点的药物（替西罗莫司和依维莫司），1 种针对 VEGF 的单克隆抗体（贝伐单抗），1 种针对程序性细胞死亡蛋白 -1（PD-1）免疫检查点的药物（纳武单抗）。随着新药物的大量涌现，应用细胞因子的免疫治疗已明显受限，而免疫检查点抑制剂等新的免疫治疗药物越来越多地应用于临床。目前主要的挑战有两点：一是缺乏良好的生物标志物来识别最可能受益于特定药物或一类药物的患者；二是缺少明确证据来指导治疗效果最佳的药物次序。

"过去的"细胞因子白细胞介素 –2 和干扰素 –α2b

虽然 IL-2 和 IFN-α2b 发挥抗肿瘤作用的确切机制尚不清楚，但它们是用于 mRCC 历史最久的免疫治疗方法。IL-2 能刺激 T 细胞的增殖和分化，且对效应细胞和调节性 T 细胞均有活性（Smith，1980）。1992 年，大剂量 IL-2（HD IL-2）获批用于治疗 mRCC，依据是 7 项临床试验中 255 位患者的综合数据（Fyfe 等，1995）。客观缓解率为 15%（37/255），其中 17 例完全缓解（CR），20 例部分缓解（PR），60% 部分缓解的患者肿瘤负荷减小 90% 以上。患者的中位缓解持续时间为 54 个月，完全缓解患者未达到，部分缓解患者为 20 个月。所有 255 名患者的中位总生存期为 16 个月。随后中位随访 10 年的数据显示，大多数（60%）的完全缓解患者仍然维持在完全缓解状态，4 名接受残留病变手术以达到完全缓解的部分缓解患者维持了 65 个月以上无病生存状态（Fisher 等，2000；Rosenberg 等，1998）。IL-2 是一种有毒性的治疗方案，严重的副作用可能影响多种脏器功能，需要在医院和专业的三级诊疗中心进行。因此，持续缓解率必须与该治疗相关的成本、有效性和毒性相平衡，并努力确定最可能从该方法中受益患者的临床、组织学和分子特征。癌症免疫治疗学会（the Society for Immunotherapy of Cancer，SITC）发表了一份由肾细胞癌专家工作组发表的共识声明（Rini 等，2016），包括了 HD IL-2 的标准。长期以来建立的与良好反应相关的标准包括心肺功能好，ECOG（东部肿瘤协作组）评分状态为 0~1，年龄（生理和实际）小于 70 岁，没有中枢神经系统、骨或肝转移（Rini 等，2016）病灶。

20 多年来，IFN-α2b 一直是治疗肾细胞癌的主要药物，并曾作为肾细胞癌的抗 VEGF 与抑制 mTOR 通路的靶向药物获批的初期临床试验的对照组用药。在几个大型临床试验中评估了 IFN-α 单药疗法的活性（Negrier 等，1998；Flanigan 等，2001），其中使用了各种制剂、剂量和时间。总的来说，缓解率高达 15%，中位缓解时间约为 4 个月，大多数为部分缓解，很少持续超过 1 年。由于需要长期用药、副作用严重，及需要长期治疗，IFN 也是一种应用困难的药物。根据两个对比联合使用 IFN 与单独使用

IFN 疗效的Ⅲ期临床试验的结果，目前已批准联合贝伐单抗治疗 mRCC 患者（Escudier 等，2007；Rini 等，2008）。尽管在这些研究中，联合治疗的缓解率（26%~31%）高于单纯 IFN 治疗（13%），但没有证据表明该方法对总生存期有益，而且大多数内科医生不经常使用联合治疗。

新型免疫检查点抑制剂

纳武单抗（Nivolumab）：标志性Ⅲ期临床试验 CheckMate 025 的结果使得 FDA 批准将纳武单抗用于治疗既往接受过抗血管生成治疗的转移性 RCC 患者。这是一项大型的多中心临床试验，至少 1 次抗血管生成治疗后进展的 821 名晚期肾细胞癌患者，被随机分配到纳武单抗组（每 2 周 3mg/kg）或依维莫司组（10mg/d）。纳武单抗组的中位总生存期为 25.0 个月，依维莫司组为 19.6 个月。纳武单抗组患者的客观缓解率为 25%，依维莫司组患者为 5%，与依维莫司组相比，纳武单抗组的总生存期显著增加（中位数分别为 25.0 个月和 19.6 个月）。事实上，基于总生存期的提升，该试验提前停止。在毒性反应方面，与依维莫司组患者相比，使用纳武单抗进行治疗的患者较少出现 3 级或 4 级毒性反应（19% vs 37%），对 706 名患者的二次分析表明，与使用依维莫司治疗的患者相比，使用纳武单抗治疗患者的生活质量有所改善，而依维莫司治疗组患者的生活质量较基线有所下降（Cella 等，2016）。

在本试验的基础上，FDA 于 2015 年 11 月批准了纳武单抗用于治疗转移性肾细胞癌。最初批准的剂量为 3mg/kg（基于 CheckMate 025 试验中使用的剂量）；但是，FDA 随后根据人群药物代谢动力学和剂量 / 暴露 – 反应分析，将批准的平均剂量方案改为每 2 周 240mg。

派姆单抗（Pembrolizumab）正在进行两项随机的Ⅱ期临床试验；其中一项研究（NCT02089685）中，正在进行派姆单抗单药治疗与派姆单抗联合聚乙二醇化 IFN-α 治疗的疗效比较；另一项研究（NCT02014636）正在进行派姆单抗单药治疗与派姆单抗联合帕唑帕尼治疗疗效的评估。

阿特珠单抗曾在 RCC 的Ⅰ期临床试验中被评估。在此试验中，62 名被评估患者的部分缓解率为 15%，中位持续缓解时间为 17 个月。有趣的是，Fuhrman 分级为 4 级和（或）有肉瘤样组织的患者客观缓解率为 22%

（Mcdermott 等，2016）。

纳武单抗联合伊匹单抗

在一线和二线的 I 期临床试验 CheckMate 016 中对纳武单抗（PD-1 抑制剂）和伊匹单抗（Ipilimumab）（CTLA-4 抑制剂）不同剂量的组合进行疗效评估（Hammers 等，2017）。共 47 例患者，每 3 周接受 1 次纳武单抗 3mg/kg 联合 1 次伊匹单抗 1mg/kg（N3I1），或 1 次纳武单抗 1mg/kg 联合 1 次伊匹单抗 3mg/kg（N1I3）的治疗，共 4 次，随后每 2 周接受 1 次纳武单抗 3mg/kg 的单药治疗，直至病情进展或出现毒性反应。中位随访时间为 22.3 个月，两组患者的客观缓解率为 40.4%。N3I1 组和 N1I3 组的 2 年总生存期分别为 67.3% 和 69.6%。低剂量伊匹单抗组合毒性较低；N3I1 组和 N1I3 组分别报告了 38% 和 62% 的患者 3~4 级治疗相关不良反应。

一项国际多中心 III 期临床试验（CheckMate 214），将先前未经治疗的晚期或转移性肾细胞癌患者随机分为纳武单抗联合伊匹单抗 N3I1 组和舒尼替尼（Sunitinib）治疗组。结果显示，与舒尼替尼治疗组相比，免疫治疗组中 / 低风险患者的客观缓解率和无进展生存期更大。（Escudier 等，2017）。在联合治疗组中，550 例患者每 3 周接受 3mg/kg 的纳武单抗联合 1mg/kg 的伊匹单抗治疗，共 4 次，随后每 2 周接受 3mg/kg 的纳武单抗治疗；在靶向治疗组中，546 名患者每天接受 50mg 舒尼替尼口服治疗，持续 4 周后停药 2 周，治疗 6 个周期。经过大约 17.5 个月的随访，纳武单抗联合伊匹单抗治疗，中 / 低风险患者的客观缓解率为 41.6%，而舒尼替尼治疗组为 26.5%（$P<0.0001$），接受免疫治疗的患者接近 10% 达到完全缓解，而舒尼替尼组为 1.2%。在高风险患者队列中，肿瘤基线 PD-L1 表达较低（在联合治疗组中，11% 的患者 PD-L1 水平 ≥ 1%），而在中等风险或低风险的患者中，26% 的患者肿瘤基线 PD-L1 水平 ≥ 1%。PD-L1 表达 ≥ 1% 的患者中，联合免疫治疗组的患者客观缓解率为 58%，舒尼替尼治疗组为 25%，中位无进展生存期分别为 22.8 个月和 5.9 个月，风险比（HR）为 0.48（95%CI 0.28~0.82；$P=0.0003$）。然而，在高危患者中，舒尼替尼治疗组的客观缓解率和无进展生存期均高于联合用药组；纳武单抗联合伊匹单抗治疗组的患者客观缓解率为 29%，舒尼替尼治疗组的客观

缓解率为 52%（*P*=0.0002），中位无进展生存期分别为 15.3 个月和 25.1 个月，风险比为 2.17（95%CI 1.46~3.22；*P*<0.0001）。这些数据表明，纳武单抗联合伊匹单抗应用可被认为是中 / 低风险转移性 RCC 患者的一线治疗方案，尤其对肿瘤 PD-L1 表达 ≥ 1% 的患者。而高风险患者似乎从一线靶向治疗中获益更大。

抗血管生成治疗联合检查点抑制剂治疗

在一项 Ⅱ 期临床试验中，305 位之前未接受过治疗的局部晚期或转移性 RCC 患者接受阿特珠单抗联合贝伐单抗（Bevacizumab）治疗或舒尼替尼单药治疗，并且在疾病进展时允许舒尼替尼单药组的患者调换至阿特珠单抗联合贝伐单抗治疗组（Atkins 等，2017）。中位随访时间为 20.7 个月，阿特珠单抗联合贝伐单抗组、阿特珠单抗组、舒尼替尼组患者的客观缓解率分别为 32%、25% 和 29%。对于 PD-L1 表达 ≥ 1% 的患者，两药联合组的缓解率为 46%，阿特珠单抗组为 28%。对于舒尼替尼单药治疗后调换至联合治疗组的患者，客观缓解率为 28%，阿特珠单抗单药治疗后进展的患者客观缓解率为 24%。一项针对之前未接受过治疗的转移性 RCC 患者应用阿特珠单抗联合贝伐单抗与舒尼替尼单药的 Ⅲ 期临床试验正在进行（NCT02420821）。

在一项 Ⅰ 期临床试验中，在扩大队列中研究派姆单抗与阿西替尼（Axitinib）联合治疗（Atkins，2016）的疗效。在 37/52 的患者中（71%）观察到了疾病的客观缓解，然而，本研究中 94% 的患者存在肿瘤缩小。毒性反应在很大程度上与阿西替尼有关，20% 的患者出现 3 级潜在免疫相关不良反应。这一联合用药目前与正进行 Ⅲ 期临床试验的舒尼替尼进行比较，KEYNOTE 426（NCT02853331）。

阿维鲁单抗（Avelumab）联合阿西替尼——在 Ⅰ 期临床研究中，55 例未经治疗的有中 / 高等风险的晚期 RCC 患者采用阿维鲁单抗联合阿西替尼治疗（Choueiri 等，2017）。客观缓解率为 58%，中位无进展生存期为 6.7 个月。接受联合用药治疗的患者耐受性良好，最常见的免疫相关毒性反应是甲状腺功能减退。目前，在 Ⅲ 期临床试验（NCT0268406）中，正在对这种联合用药与舒尼替尼进行疗效比较。

PD-L1 检测在临床实践中的作用

识别敏感的生物标志物对于指导临床决策和帮助筛选最有可能受益于PD-1 治疗的患者至关重要。肿瘤相关的 PD-L1 被认为是判断抗 PD-1 治疗是否有效的潜在生物标志物。然而，在 PD-L1 表达阴性的肿瘤患者中也可观察到抗 PD-1 治疗的持续反应，这引起了将 PD-L1 表达作为预测性生物标志物的临床实用性的质疑。目前，转移性尿路上皮癌（mUC）的治疗数据不支持用 PD-L1 免疫组织化学方法对患者进行筛选治疗。然而，当考虑使用阿特珠单抗（Ventana PD-L1 SP142）和度伐单抗（Ventana PD-L1 SP263）治疗时，FDA 已经批准了将评估 PD-L1 表达作为补充分析，因为对于采用化疗难以治疗的患者，通过检测 PD-L1 表达阳性似乎可以识别出对抗 PD-L1 治疗更有效的患者群体。然而，在这两种情况下，即使在 PD-L1 表达水平较低的患者中也能观察到抗 PD-1 治疗的持久反应，尽管频率较低。同样，在转移性 RCC 中，肿瘤细胞上 PD-1 配体 1（PD-L1）的表达与纳武单抗对总生存期的延长无关。对这些不一致结果的可能解释是肿瘤组织中 PD-L1 的表达存在异质性，肿瘤 PD-L1 的表达是动态的，并且可能受到肿瘤微环境中各种因素的调节，这可能解释了在单个时间点上随机进行肿瘤活检时无法通过捕捉其表达而预测肿瘤组织中 PD-L1 的表达。

（王海涛 译；殷保兵 审校）

参考文献

［1］Alexandroff, A. B., Jackson, A. M., O'Donnell, M. A., & James, K. (1999). BCG immunotherapy of bladder cancer: 20 years on. *Lancet, 353*, 1689–1694.

［2］Apolo, A. B., Infante, J. R., Balmanoukian, A., Patel, M. R., Wang, D., Kelly, K., Mega, A. E., Britten, C. D., Ravaud, A., Mita, A. C., Safran, H., Stinchcombe, T. E., Srdanov, M., Gelb, A. B., Schlichting, M., Chin, K., & Gulley, J. L. (2017). Avelumab, an anti-programmed death-ligand 1 antibody, in patients with refractory metastatic urothelial carcinoma: results from a multicenter, phase Ⅰb study. *Journal of Clinical Oncology, 35*, 2117–2124.

［3］Aron, M., Nguyen, M. M., Stein, R. J., & Gill, I. S. (2008). Impact of gender in renal cell carcinoma: An analysis of the SEER database. *European Urology, 54*, 133–140.

［4］Atkins, M. B., Plimack, E. R., Puzanov, I., et al. (2016). Axitinib in combination with pembrolizumab in patients (pts) with advanced renal cell carcinoma (aRCC): Preliminary safety and efficacy results. *Annals of Oncology, 6*, 266, abstract 773PD.

[5] Atkins, M. B., McDermott, D. F., Powles, T., et al. (2017). IMmotion150: A phase Ⅱ trial in untreated metastatic renal cell carcinoma (mRCC) patients (pts) of atezolizumab (atezo) and bevacizumab (bev) vs and following atezo or sunitinib (sun) (abstract 4505). *2017 American Society of Clinical Oncology annual meeting.*

[6] Balar, A. V., Galsky, M. D., Rosenberg, J. E., Powles, T., Petrylak, D. P., Bellmunt, J., Loriot, Y., Necchi, A., Hoffman-Censits, J., Perez-Gracia, J. L., Dawson, N. A., Van Der Heijden, M. S., Dreicer, R., Srinivas, S., Retz, M. M., Joseph, R. W., Drakaki, A., Vaishampayan, U. N., Sridhar, S. S., Quinn, D. I., Duran, I., Shaffer, D. R., Eigl, B. J., Grivas, P. D., Yu, E. Y., Li, S., Kadel, E. E., 3rd, Boyd, Z., Bourgon, R., Hegde, P. S., Mariathasan, S., Thastrom, A., Abidoye, O. O., Fine, G. D., Bajorin, D. F., & Group, I. M. S. (2017). Atezolizumab as first-line treatment in cisplatin-ineligible patients with locally advanced and metastatic urothelial carcinoma: A single-arm, multicentre, phase Ⅱ trial. *Lancet, 389*, 67–76.

[7] Bellmunt, J., De Wit, R., Vaughn, D. J., Fradet, Y., Lee, J. L., Fong, L., Vogelzang, N. J., Climent, M. A., Petrylak, D. P., Choueiri, T. K., Necchi, A., Gerritsen, W., Gurney, H., Quinn, D. I., Culine, S., Sternberg, C. N., Mai, Y., Poehlein, C. H., Perini, R. F., & Bajorin, D. F. (2017). Pembrolizumab as second-line therapy for advanced urothelial carcinoma. *New England Journal of Medicine, 376*, 1015–1026.

[8] Brausi, M., Oddens, J., Sylvester, R., Bono, A., Van De Beek, C., Van Andel, G., Gontero, P., Turkeri, L., Marreaud, S., Collette, S., & Oosterlinck, W. (2014). Side effects of Bacillus Calmette-Guerin (BCG) in the treatment of intermediate- and high-risk Ta, T1 papillary carcinoma of the bladder: Results of the EORTC genito-urinary cancers group randomised phase Ⅲ study comparing one-third dose with full dose and 1 year with 3 years of maintenance BCG. *European Urology, 65*, 69–76.

[9] Cella, D., Grunwald, V., Nathan, P., Doan, J., Dastani, H., Taylor, F., Bennett, B., Derosa, M., Berry, S., Broglio, K., Berghorn, E., & Motzer, R. J. (2016). Quality of life in patients with advanced renal cell carcinoma given nivolumab versus everolimus in CheckMate 025: A randomised, open-label, phase Ⅲ trial. *Lancet Oncology, 17*, 994–1003.

[10] Choueiri, T. L. J., Oya, M., et al. (2017). First-line avelumab + axitinib therapy in patients (pts) with advanced renal cell carcinoma (aRCC): Results from a phase Ib trial (abstract 4504). *2017 American Society of Clinical Oncology annual meeting.*

[11] Chow, W. H., & Devesa, S. S. (2008). Contemporary epidemiology of renal cell cancer. *The Cancer Journal, 14*, 288–301.

[12] Chow, W. H., Devesa, S. S., Warren, J. L., & Fraumeni, J. F., Jr. (1999). Rising incidence of renal cell cancer in the United States. *JAMA, 281*, 1628–1631.

[13] Dekernion, J. B., Sarna, G., Figlin, R., Lindner, A., & Smith, R. B. (1983). The treatment of renal cell carcinoma with human leukocyte alpha-interferon. *The Journal of Urology, 130*, 1063–1066.

[14] Escudier, B., et al. (2017). LBA5-CheckMate 214: Efficacy and safety of nivolumab + ipilimumab (N+I) v sunitinib (S) for treatment-naïve advanced or metastatic renal cell carcinoma (mRCC), including IMDC risk and PD-L1 expression subgroups. ESMO 2017.

［15］Escudier, B., Pluzanska, A., Koralewski, P., Ravaud, A., Bracarda, S., Szczylik, C., Chevreau, C., Filipek, M., Melichar, B., Bajetta, E., Gorbunova, V., Bay, J. O., Bodrogi, I., Jagiello-Gruszfeld, A., & Moore, N. (2007). Bevacizumab plus interferon alfa-2a for treatment of metastatic renal cell carcinoma: A randomised, double-blind phase Ⅲ trial. *Lancet, 370*, 2103–2111.

［16］Everson, T. C. (1964). Spontaneous regression of cancer. *Annals of the New York Academy of Sciences, 114*, 721–735.

［17］Fisher, R. I., Rosenberg, S. A., & Fyfe, G. (2000). Long-term survival update for high-dose recombinant interleukin-2 in patients with renal cell carcinoma. *The Cancer Journal from Scientific American, 6*(Suppl 1), S55–S57.

［18］Flanigan, R. C., Salmon, S. E., Blumenstein, B. A., Bearman, S. I., Roy, V., Mcgrath, P. C., Caton, J. R., Munshi, N., & Crawford, E. D. (2001). Nephrectomy followed by interferon alfa-2b compared with interferon alfa-2b alone for metastatic renal-cell cancer. *New England Journal of Medicine, 345*, 1655–1659.

［19］Foot, N. C., Humphreys, G. A., & Whitmore, W. F. (1951). Renal tumors: Pathology and prognosis in 295 cases. *The Journal of Urology, 66*, 190–200.

［20］Fuge, O., Vasdev, N., Allchorne, P., & Green, J. S. (2015). Immunotherapy for bladder cancer. *Research and Reports in Urology, 7*, 65–79.

［21］Fyfe, G., Fisher, R. I., Rosenberg, S. A., Sznol, M., Parkinson, D. R., & Louie, A. C. (1995). Results of treatment of 255 patients with metastatic renal cell carcinoma who received high-dose recombinant interleukin-2 therapy. *Journal of Clinical Oncology, 13*, 688–696.

［22］Gillett, M. D., Cheville, J. C., Karnes, R. J., Lohse, C. M., Kwon, E. D., Leibovich, B. C., Zincke, H., & Blute, M. L. (2005). Comparison of presentation and outcome for patients 18 to 40 and 60 to 70 years old with solid renal masses. *The Journal of Urology, 173*, 1893–1896.

［23］Grawitz, P. (1883). Die sogenannten Lipome der Niere. *Arch Path Anat Physiol, 93*, 39–63.

［24］Hallahan, J. D. (1959). Spontaneous remission of metastatic renal cell adenocarcinoma: A case report. *The Journal of Urology, 81*, 522–525.

［25］Hammers, H. J., Plimack, E. R., Infante, J. R., Rini, B. I., Mcdermott, D. F., Lewis, L. D., Voss, M. H., Sharma, P., Pal, S. K., Razak, A. R. A., Kollmannsberger, C., Heng, D. Y. C., Spratlin, J., Mchenry, M. B., & Amin, A. (2017). Safety and efficacy of nivolumab in combination with ipilimumab in metastatic renal cell carcinoma: The checkMate 016 study. *Journal of Clinical Oncology*, JCO2016721985.

［26］Jemal, A., Siegel, R., Ward, E., Hao, Y., Xu, J., & Thun, M. J. (2009). Cancer statistics, 2009. *CA: A Cancer Journal for Clinicians, 59*, 225–249.

［27］Kamat, A. M., Hahn, N. M., Efstathiou, J. A., Lerner, S. P., Malmstrom, P. U., Choi, W., Guo, C. C., Lotan, Y., & Kassouf, W. (2016). Bladder cancer. *Lancet, 388*, 2796–2810.

［28］Kamat, A. M., Bellmunt, J., Galsky, M. D., Konety, B. R., Lamm, D. L., Langham, D., Lee, C. T., Milowsky, M. I., O'Donnell, M. A., O'Donnell, P. H., Petrylak, D. P., Sharma, P., Skinner, E. C., Sonpavde, G., Taylor, J. A., 3rd, Abraham, P., & Rosenberg, J. E. (2017). Society for immunotherapy of cancer consensus statement on immunotherapy for the treatment of bladder carcinoma. *Journal for ImmunoTherapy of*

Cancer, 5, 68.

[29] Kane, C. J., Mallin, K., Ritchey, J., Cooperberg, M. R., & Carroll, P. R. (2008). Renal cell cancer stage migration: Analysis of the National Cancer Data Base. *Cancer, 113,* 78–83.

[30] Levi, F., Ferlay, J., Galeone, C., Lucchini, F., Negri, E., Boyle, P., & La Vecchia, C. (2008). The changing pattern of kidney cancer incidence and mortality in Europe. *BJU International, 101,* 949–958.

[31] Linn, J. F., Sesterhenn, I., Mostofi, F. K., & Schoenberg, M. (1998). The molecular characteristics of bladder cancer in young patients. *The Journal of Urology, 159,* 1493–1496.

[32] Lynch, C. F., & Cohen, M. B. (1995). Urinary system. *Cancer, 75,* 316–329.

[33] Massard, C., Gordon, M. S., Sharma, S., Rafii, S., Wainberg, Z. A., Luke, J., Curiel, T. J., Colon-Otero, G., Hamid, O., Sanborn, R. E., O'Donnell, P. H., Drakaki, A., Tan, W., Kurland, J. F., Rebelatto, M. C., Jin, X., Blake-Haskins, J. A., Gupta, A., & Segal, N. H. (2016). Safety and Efficacy of Durvalumab (MEDI4736), an anti-programmed cell death ligand-1 immune checkpoint inhibitor, in patients with advanced urothelial bladder cancer. *Journal of Clinical Oncology, 34,* 3119–3125.

[34] Mcdermott, D. F., Sosman, J. A., Sznol, M., Massard, C., Gordon, M. S., Hamid, O., Powderly, J. D., Infante, J. R., Fasso, M., Wang, Y. V., Zou, W., Hegde, P. S., Fine, G. D., & Powles, T. (2016). Atezolizumab, an anti-programmed death-ligand 1 antibody, in metastatic renal cell carcinoma: Long-term safety, clinical activity, and immune correlates from a phase Ia study. *Journal of Clinical Oncology, 34,* 833–842.

[35] Morales, A., Eidinger, D., & Bruce, A. W. (1976). Intracavitary Bacillus Calmette-Guerin in the treatment of superficial bladder tumors. *The Journal of Urology, 116,* 180–183.

[36] Negrier, S., Escudier, B., Lasset, C., Douillard, J. Y., Savary, J., Chevreau, C., Ravaud, A., Mercatello, A., Peny, J., Mousseau, M., Philip, T., & Tursz, T. (1998). Recombinant human interleukin-2, recombinant human interferon alfa-2a, or both in metastatic renal-cell carcinoma. Groupe Francais d'Immunotherapie. *The New England Journal of Medicine, 338,* 1272–1278.

[37] Oberling, C., Riviere, M., & Haguenau, F. (1960). Ultrastructure of the clear cells in renal carcinomas and its importance for the demonstration of their renal origin. *Nature, 186,* 402–403.

[38] O'Donnell, P. H., Grivas, P., Balar, A. V., et al. (2017). Biomarker findings and mature clinical results from KEYNOTE-052: First-line pembrolizumab in cisplatin-ineligible advanced urothelial cancer (abstract 4502) *annual meeting American society of clinical oncology.*

[39] Powles, T., Eder, J. P., Fine, G. D., Braiteh, F. S., Loriot, Y., Cruz, C., Bellmunt, J., Burris, H. A., Petrylak, D. P., Teng, S. L., Shen, X., Boyd, Z., Hegde, P. S., Chen, D. S., & Vogelzang, N. J. (2014). MPDL3280A (anti-PD-L1) treatment leads to clinical activity in metastatic bladder cancer. *Nature, 515,* 558–562.

[40] Powles, T., O'Donnell, P. H., Massard, C., Arkenau, H. T., Friedlander, T. W., Hoimes, C. J., Lee, J. L., Ong, M., Sridhar, S. S., Vogelzang, N. J., Fishman, M. N., Zhang, J., Srinivas, S., Parikh, J., Antal, J., Jin, X., Gupta, A. K., Ben, Y., & Hahn, N. M.

(2017). Efficacy and safety of durvalumab in locally advanced or metastatic urothelial carcinoma: Updated results from a phase 1/2 open-label study. *JAMA Oncology, 3,* e172411.

［41］Rini, B. I., Halabi, S., Rosenberg, J. E., Stadler, W. M., Vaena, D. A., Ou, S. S., Archer, L., Atkins, J. N., Picus, J., Czaykowski, P., Dutcher, J., & Small, E. J. (2008). Bevacizumab plus interferon alfa compared with interferon alfa monotherapy in patients with metastatic renal cell carcinoma: CALGB 90206. *Journal of Clinical Oncology, 26,* 5422–5428.

［42］Rini, B. I., Mcdermott, D. F., Hammers, H., Bro, W., Bukowski, R. M., Faba, B., Faba, J., Figlin, R. A., Hutson, T., Jonasch, E., Joseph, R. W., Leibovich, B. C., Olencki, T., Pantuck, A. J., Quinn, D. I., Seery, V., Voss, M. H., Wood, C. G., Wood, L. S., & Atkins, M. B. (2016). Society for immunotherapy of cancer consensus statement on immunotherapy for the treatment of renal cell carcinoma. *Journal for ImmunoTherapy of Cancer, 4,* 81.

［43］Rosenberg, S. A., Yang, J. C., White, D. E., & Steinberg, S. M. (1998). Durability of complete responses in patients with metastatic cancer treated with high-dose interleukin-2: Identification of the antigens mediating response. *Annals Of Surgery, 228,* 307–319.

［44］Rosenberg, J. E., Hoffman-Censits, J., Powles, T., Van Der Heijden, M. S., Balar, A. V., Necchi, A., Dawson, N., O'Donnell, P. H., Balmanoukian, A., Loriot, Y., Srinivas, S., Retz, M. M., Grivas, P., Joseph, R. W., Galsky, M. D., Fleming, M. T., Petrylak, D. P., Perez-Gracia, J. L., Burris, H. A., Castellano, D., Canil, C., Bellmunt, J., Bajorin, D., Nickles, D., Bourgon, R., Frampton, G. M., Cui, N., Mariathasan, S., Abidoye, O., Fine, G. D., & Dreicer, R. (2016). Atezolizumab in patients with locally advanced and metastatic urothelial carcinoma who have progressed following treatment with platinum-based chemotherapy: A single-arm, multicentre, phase II trial. *The Lancet, 387,* 1909–1920.

［45］Sanchez-Martin, F. M., Millan-Rodriguez, F., Urdaneta-Pignalosa, G., Rubio-Briones, J., & Villavicencio-Mavrich, H. (2008). Small renal masses: Incidental diagnosis, clinical symptoms, and prognostic factors. *Advances in Urology, 2008,* 310694.

［46］Sharma, P., Callahan, M. K., Bono, P., Kim, J., Spiliopoulou, P., Calvo, E., Pillai, R. N., Ott, P. A., De Braud, F., Morse, M., Le, D. T., Jaeger, D., Chan, E., Harbison, C., Lin, C. S., Tschaika, M., Azrilevich, A., & Rosenberg, J. E. (2016). Nivolumab monotherapy in recurrent metastatic urothelial carcinoma (CheckMate 032): A multicentre, open-label, two-stage, multi-arm, phase I/II trial. *Lancet Oncology, 17,* 1590–1598.

［47］Sharma, P., Retz, M., Siefker-Radtke, A., Baron, A., Necchi, A., Bedke, J., Plimack, E. R., Vaena, D., Grimm, M. O., Bracarda, S., Arranz, J. A., Pal, S., Ohyama, C., Saci, A., Qu, X., Lambert, A., Krishnan, S., Azrilevich, A., & Galsky, M. D. (2017). Nivolumab in metastatic urothelial carcinoma after platinum therapy (CheckMate 275): A multicentre, single-arm, phase II trial. *Lancet Oncology, 18,* 312–322.

［48］Siegel, R. L., Miller, K. D., & Jemal, A. (2017). Cancer Statistics, 2017. *CA: A Cancer Journal for Clinicians, 67,* 7–30.

［49］Smith, K. A. (1980). T-cell growth factor. *Immunology Reviews, 51,* 337–357.

［50］Sylvester, R. J., van Der Meijden, A. P., Witjes, J. A., & Kurth, K. (2005). Bacillus calmette-guerin versus chemotherapy for the intravesical treatment of patients with carcinoma in situ of the bladder: A meta-analysis of the published results of randomized clinical trials. *Journal Of Urology, 174*, 86–91; discussion 91-2.

[51] Thompson, R. H., Ordonez, M. A., Iasonos, A., Secin, F. P., Guillonneau, B., Russo, P., & Touijer, K. (2008). Renal cell carcinoma in young and old patients—is there a difference? *Journal Of Urology, 180*, 1262–1266; discussion 1266.

[52] Verhoest, G., Veillard, D., Guille, F., De La Taille, A., Salomon, L., Abbou, C. C., Valeri, A., Lechevallier, E., Descotes, J. L., Lang, H., Jacqmin, D., Tostain, J., Cindolo, L., Ficarra, V., Artibani, W., Schips, L., Zigeuner, R., Mulders, P. F., Mejean, A., & Patard, J. J. (2007). Relationship between age at diagnosis and clinicopathologic features of renal cell carcinoma. *European Urology, 51*, 1298–1304; discussion 1304-5.

第6章 淋巴瘤的新一代免疫治疗：检查点抑制、嵌合抗原受体 T 细胞和展望

J.C. Villasboas

淋巴瘤与其他肿瘤有何不同

血液中循环中的白色细胞被称为白细胞（leucocytes 来自希腊语白色的，leukos），是机体抵御感染和癌症的主要防线。为了实现防御功能，这些特异细胞需要识别外来或异常分子（非自身成分），并将它们与身体的正常组织成分（自身成分）区分开。当被外源性刺激物激活时，这些细胞被编程以触发级联反应，产生炎症以消除威胁。这个过程受到一系列生物机制的严格调控，一旦消除威胁就会关闭炎症反应，避免过度活化对正常器官和系统造成损伤。这些开 / 关系统使我们的免疫防御能够以协调和自我调节的方式发挥作用（Keir 等，2008；Francisco 等，2010；Bour-Jordan 等，2011）。

人体内有许多不同的白细胞亚群，每个亚群功能不同又互相协作，维持机体健康。淋巴细胞是一群特殊的白细胞，是适应性免疫系统的基础（参见第 1 章关于固有免疫与适应性免疫的区别）。淋巴细胞能够特异性地识别各种各样的外来抗原，一旦被外来抗原刺激，就可以转化为记忆细胞，能够快速产生特定免疫应答。像体内其他细胞一样，淋巴细胞很容易异变导致肿瘤发生。我们一般称淋巴细胞产生的肿瘤为淋巴瘤（Küppers，2005）。

罹患淋巴瘤的患者通常表现为在淋巴结或其他淋巴组织如扁桃体和脾脏出现肿瘤性肿块，可伴有全身症状，如盗汗、反复发热和不明原因的体重减轻。有时，患者由于其他器官或结构如肝脏、骨骼和皮肤的淋巴结累及而被确诊。根据显微镜下分析的肿瘤细胞的表现和特征，淋巴瘤可分为两大类：霍奇金淋巴瘤（Hodgkin Lymphomas，HL）和非霍奇金淋巴瘤（non-Hodgkin Lymphoma，NHL）。根据产生肿瘤的淋巴细胞的类型，NHL 通常进一步分为两大类（B 细胞 NHL 和 T 细胞 NHL）。根据淋巴瘤的行为（惰性与侵袭性）和其他生物学特征可以将淋巴瘤进一步分类。因此，世界卫生组织（WHO）正式明确了 70 多种不同的淋巴细胞亚型，随着人们对每种淋巴瘤的生物学特性有了深入了解，这一数字还在不断增长

（Swerdlow 等，2016）。

淋巴瘤是一种特殊的肿瘤，具有独特的特征，很容易与实体器官和组织（如肺、肠、乳腺、前列腺等）来源的恶性肿瘤区分开来。与白血病（骨髓肿瘤）类似，通常认为淋巴瘤为全身性疾病。这意味着淋巴瘤细胞可直接进入循环系统和淋巴系统（淋巴细胞的特性）。所以，局部治疗［即手术和（或）放射疗法］通常对根除这些肿瘤无效。然而这一规则有明显的例外，例如局限于一个淋巴结区、缓慢生长（惰性）的淋巴瘤可以采用放射治疗，但这只适用于少数病例。因此，淋巴瘤和白血病通常被描述为"液体肿瘤"。与此相对的是起源于一个器官或组织的"实体肿瘤"，仅在晚期进入血液和淋巴系统。因此，全身治疗［即化疗和（或）免疫治疗］是大多数淋巴瘤患者的主要治疗方法，局部治疗通常只起辅助作用。

淋巴瘤和实体瘤之间的另一个重要区别是，许多淋巴瘤亚型，通常是最具侵袭性的亚型，即使在晚期（即Ⅳ期）发现也可以治愈，例如弥漫性大 B 细胞淋巴瘤（diffuse large B-cell lymphoma，DLBCL），是一种侵袭性 B 细胞 NHL，也是最常见的淋巴瘤亚型（Al-Hamadani 等，2015；Smith 等，2015；Kataoka 等，2016b；Siegel 等，2016）。Ⅳ期 DLBCL 患者接受化学免疫治疗后，在确诊后 4 年内无病存活率为 53%~80%（Sehn 等，2007）。这与大多数乳腺癌、肺癌或结肠癌发生转移（Ⅳ期）的患者形成鲜明对比，其治疗主要是姑息治疗，旨在控制疾病并缓解症状。尽管我们做了最大的努力，并且已经取得了许多进展，我们可以控制伴有转移性扩散的实体癌患者，但是这些患者仍然无法被治愈。

除了系统性特点以外，淋巴瘤细胞来自白细胞，这是一组参与保护机体免受肿瘤侵害的细胞。它们可以保留正常白细胞的一些特性和特征，这使它们能够与正常的免疫系统相互作用并对其产生影响。许多淋巴瘤利用这一特性来改变、规避或减弱抗肿瘤免疫反应，使肿瘤逃避患者免疫系统的有效防御反应而得以进展。这些特征既是淋巴瘤治疗的挑战也是机遇，使淋巴瘤细胞具有免疫治疗的合适靶点。本章将总结免疫治疗策略在淋巴瘤治疗中的应用，重点是最近的进展，包括检查点抑制剂、嵌合抗原受体（CAR）T 细胞治疗和新型免疫治疗方法。

内部的敌人：淋巴瘤如何使用免疫工具逃避抗肿瘤防御

肿瘤微环境（TME）已经被广泛用于描述在肿瘤背景下围绕癌细胞的非癌细胞和结构。肿瘤微环境的组成在不同类型的癌症中变化很大。即使在同一类肿瘤（如淋巴瘤）中，肿瘤微环境的组成也可能差别很大，并且可以用来区分不同的淋巴瘤。以经典型霍奇金淋巴瘤（cHL）和弥漫性大B 细胞淋巴瘤（DLBCL）为例。当在显微镜下观察这些淋巴瘤累及的淋巴结的组织切片时，它们的外观完全不同（Swerdlow，2008）。DLBCL 通常由许多大的肿瘤细胞形成，其外观与一些炎症细胞（正常免疫系统的一部分）容易混淆。相反，在经典型霍奇金淋巴瘤累及的淋巴结中，将看到少量肿瘤细胞（通常少于总细胞的 10%）与大量不同的炎症细胞混合（Pileri 等，2002）。所以明显的问题是：淋巴瘤是如何在被这些细胞包围的情况下茁壮成长并逃避抗肿瘤免疫监视的呢？

部分原因在于淋巴瘤细胞来源于淋巴细胞，因此可以利用免疫细胞本身的许多优势。利用这一优势，淋巴瘤细胞可以在其表面表达蛋白，促进向其他部位迁移，或向环境中分泌某些物质，刺激肿瘤生长，同时使正常免疫细胞失活。在许多方面，淋巴瘤细胞的行为类似于腐败的执法人员，他们利用特权来做出负面行为。淋巴瘤细胞与其微环境之间错综复杂的相互作用一直是该领域许多研究人员关注的焦点。虽然这种相互作用的大部分细节仍有待阐明，但有一点非常明显，淋巴瘤中的肿瘤微环境决非无辜的旁观者，此内容将在下一节中讨论（Gomez-Gelvez 等，2016；Pizzi 等，2016；Villasboas 和 Ansell，2016；Visser 等，2016）。

从旁观者到促进者：肿瘤微环境在淋巴瘤生长中的作用

淋巴瘤细胞并不是简单地隐藏和逃避周围的免疫系统。事实上，这些肿瘤细胞通过吸引支持其生长的邻近特定类型的免疫细胞，来主动操纵它们的周围环境（Liu 等，2014；Vardhana 和 Younes 等，2016）。同时，淋巴瘤细胞将逃避肿瘤杀伤细胞或使其失活。类似于导体，淋巴瘤细胞能够协调复杂的过程来改变正常免疫细胞的结构和功能。这导致肿瘤微环境不仅促进淋巴瘤生长，而且还促进肿瘤细胞逃避免疫系统的监视。

说明淋巴瘤细胞影响肿瘤微环境的一个很好的例子是 NHL 和调节性 T 细胞（Treg）之间的相互作用。调节性 T 细胞是 T 淋巴细胞的特殊亚群，其功能是监测和控制其他淋巴细胞，以防止过度的 T 细胞刺激。调节性 T 细胞功能失调或缺失的动物模型和人类疾病状态会导致自身免疫性疾病，这时免疫系统无法区分自身成分和非自身成分，最终错误地攻击自己的身体（Dhaeze 等，2015）。因此，适量的调节性 T 细胞是维持正常免疫平衡的关键。研究人员已发现，淋巴瘤细胞可以通过从外周血中募集调节性 T 细胞或诱导局部调节性 T 细胞形成来调节其微环境的平衡（Yang 等，2007、2009；Wang 和 Ke，2011）。结果是淋巴瘤的肿瘤微环境中调节性 T 细胞发生积累，这导致效应免疫细胞的功能降低。

淋巴瘤细胞还能够通过分泌导致免疫耗竭状态的可溶性因子来影响其微环境。免疫耗竭现象是慢性病毒感染的首要特征，其中长期暴露于刺激原的 T 淋巴细胞将失去对病毒的反应及有效地清除感染的能力。直到最近，类似的现象才在多种肿瘤（包括淋巴瘤在内）中被描述（Yang 等，2012、2014、2015）。现在许多研究团队已经证实淋巴瘤细胞能够向它们的微环境中分泌物质（并进入血液），从而形成免疫耐受状态，再次逃避抗肿瘤监视（Yang 等，2012；Xiu 等，2015；Azzaoui 等，2016）。被耗竭的 T 细胞失去增殖能力，无法产生必需的效应分子来清除肿瘤。

淋巴瘤细胞用于逃避免疫系统的第三个策略是免疫检查点的自然调节系统的劫持（Dong 等，2002；Wilcox 等，2009；Kataoka 等，2016a）。这些调节系统用来防止在抗原攻击的情况下过度刺激 T 细胞。它们像免疫系统的制动器一样发挥作用，在威胁被清除后关闭正常的免疫反应。该系统依赖于程序性细胞死亡蛋白 1（PD-1）与其配体之间的相互作用。在正常情况下，当 PD-1 受体（在 T 淋巴细胞表面发现）与其他免疫细胞（如巨噬细胞、单核细胞、树突状细胞）表面发现的 PD-1 配体分子（PD-L1 或 PD-L2）结合时，出现一个关闭的信号。淋巴瘤细胞可以通过表达 PD-L1 来劫持该系统，从而暂时有效地减弱 T 细胞攻击。有时，淋巴瘤细胞表面 PD-L1 的表达是由遗传损害（如经典型霍奇金淋巴瘤）或存在导致淋巴瘤细胞增殖的病毒感染所驱动的（如 EB 病毒感染的淋巴瘤细胞）。其他时候，淋巴瘤细胞可以募集邻近的巨噬细胞表达 PD-L1，使其免受免疫系统攻击（Carey 等，2017）。

调节性 T 细胞和巨噬细胞的募集及分泌物质导致免疫耗竭仅仅是淋巴瘤细胞利用自身优势改变肿瘤微环境的几个策略。这为肿瘤的进展奠定了基础，同时也为针对这一系列癌症的治疗创造了机会。

淋巴瘤的第一代免疫治疗

目前可用于治疗淋巴瘤的药物库已包括许多具有免疫学基础的治疗药物。这些治疗通常依赖于使用抗体或相关分子识别淋巴瘤细胞表面上的蛋白。抗体 – 药物偶联物利用这种特性并通过标记具有毒性作用的抗体起作用，以试图将药物精确递送至肿瘤细胞内部。许多药物现在已成为淋巴瘤标准治疗的一部分，有时与多药化疗方案相结合。它们的功效依赖于早期识别免疫系统的特异性，可用于靶向识别肿瘤细胞上的分子。

第一代单克隆抗体

利妥昔单抗是一种常用于治疗多种 B 细胞 NHL 的单克隆抗体（mAb）。它识别 CD20，该蛋白在正常 B 淋巴细胞和大多数 B 细胞 NHL 细胞表面表达（Maloney 等，1997）。该嵌合分子（部分人源，部分鼠源）于 1997 年首次上市，并成为美国 FDA 批准用于治疗人类肿瘤的第一个抗体。随后进行的几项研究证明了利妥昔单抗联合化疗与单纯化疗相比的优越性（Coiffier 等，2002）。利妥昔单抗改变了 B 细胞 NHL 的标准治疗方式，因为利妥昔单抗问世后使临床结局显著改善，B 细胞 NHL 治疗史通常被划分为利妥昔单抗前时期和利妥昔单抗后时期。然而，利妥昔单抗的影响远远不止于淋巴瘤的治疗领域。事实上，它开创了一种新的肿瘤治疗模式，通常被称为化学免疫疗法。

利妥昔单抗和用于治疗癌症的大多数单克隆抗体能够通过三种主要机制杀死肿瘤细胞：①补体依赖性细胞毒性（CDC）作用；②抗体依赖性

细胞毒性（ADCC）作用；③直接诱导细胞凋亡。在 CDC 中，黏附于肿瘤细胞表面的抗体作为标签激活免疫防御机制，即补体系统。血液中的补体系统出现级联反应，形成特殊蛋白，可穿透细胞膜并杀死肿瘤细胞。在 ADCC 中，抗体也用作肿瘤细胞表面的警示标签，但这次免疫攻击由正常免疫系统的效应细胞（巨噬细胞、细胞毒性 T 细胞）介导。这些细胞将产生毒性分子排放到肿瘤细胞内或细胞周围，导致细胞凋亡。当一些单克隆抗体黏附在肿瘤细胞表面的蛋白上时，它们可能会开启细胞内特殊的信号通路直接导致肿瘤细胞死亡。

在利妥昔单抗应用的推动下，目前很多其他单抗被研发出来用于治疗淋巴瘤。其中有一些单抗使用略有不同的分子作用于相同的蛋白靶点。例如奥滨尤妥珠单抗（Obinutuzumab）和奥法木单抗（Ofatumumab），这两种人源化单克隆抗体识别 CD20，这些抗体经过基因工程改造，对表达 CD20 的肿瘤细胞具有更强的细胞杀伤特性（Mössner 等，2010；Alduaij 等，2011）。初步研究表明，这些药物在进展期淋巴瘤患者中有效，包括先前曾使用利妥昔单抗治疗的患者（Morschhauser 等，2013；Ogura 等，2013；Salles 等，2013）。在后续研究中，这些药物的疗效与此前的结果相互矛盾，它们在 B 细胞 NHL 治疗中的确切作用仍有待阐明。到目前为止，在表达 CD20 的肿瘤患者的标准治疗中，利妥昔单抗的作用尚未受到任何较新的 CD20 靶向药物的挑战。为了重现利妥昔单抗的成功，识别淋巴瘤细胞其他表面蛋白的抗体也在开发、临床试验中。例如，依帕珠单抗（Epratuzumab）就是一种识别 CD22 的单克隆抗体，尽管在与其他化学免疫治疗方案联合时显示早期有效，但对它的研究已经终止（Micallef 等，2011）。又如阿仑单抗（Alemtuzumab）是一种针对 CD52 的单克隆抗体，可用于治疗小淋巴细胞淋巴瘤和一些外周 T 细胞淋巴瘤（Dumitriu 等，2016）。

抗体 - 药物偶联物和放射免疫治疗

随着单克隆抗体被引入肿瘤治疗中，又一波药物开发接踵而至。这次的想法是利用单克隆抗体的特性来实现对肿瘤细胞的长期杀伤效果，同时保护正常细胞免受不良影响。这个想法带来两个新概念：抗体 – 药物偶联物（antibody-drug conjugate，ADC）和放射免疫治疗。

　　ADC 是带有毒性负载基团的单克隆抗体，可以特异性识别表达靶点蛋白的细胞。本妥昔单抗（Brentuximab Vedotin，BV）是一种这样的复合物，由识别 CD30 的单克隆抗体和甲基澳瑞他汀 E（Monomethyl Auristatin E，MMAE）组成，MMAE 是一种强有力的毒素，可以干扰细胞内微管形成。MMAE 通过可裂解分子与抗 CD30 抗体相连，该分子在患者血液中保持稳定，进入肿瘤细胞后被分解。其效果是将毒性作用基团准确地运送到肿瘤细胞内，同时保护正常组织免受损伤。经典型霍奇金淋巴瘤（cHL）和间变性大 T 细胞淋巴瘤（ALTCL）是两种肿瘤细胞表面通常表达 CD30 的肿瘤。BV 现已经过临床试验并被批准用于治疗复发性 cHL 和 ALTCL（Pro 等，2012；Younes 等，2012）。孤立的病例报告和临床前研究表明，BV 可能在表达 CD30 的其他淋巴瘤中有效，并且可能用于超出 FDA 登记适应证的个体化治疗。许多其他抗体 - 药物偶联物目前正在使用与 BV 相似的毒性负载基团，如 RG7593（抗 CD22 单抗复合甲基澳瑞他汀）和 SGN-CD19A（抗 CD19 单抗复合甲基澳瑞他汀）；也有全新的靶向 - 负载基团组合，如 SAR3419（抗 CD19 复合美登素）和 IMGN529（抗 CD37 单抗复合美登素）。

　　放射免疫治疗（radioimmunotherapy，RIT）是指使用单克隆抗体将放射性分子运送到肿瘤细胞内。目前已开发了两种这样的化合物用于治疗淋巴瘤患者：钇 90（^{90}Y）替伊莫单抗（Ibritumomab Tiuxetan，IDEC-Y2B8 或 Zevalin；泽娃灵 $^{®}$）和碘 131（^{131}I）托西莫单抗（Tositumomab，即 Bexxar；百克沙 $^{®}$）。这些药物具有相似的结构，其中针对 CD20 的单抗带有 β 放射性同位素。对复发或难治性 B 细胞淋巴瘤的研究证实了其有效性及可接受的不良反应（Dillman，2002）。两种药物最终都通过审批，用于治疗 B 细胞 NHL 的适应证；然而，由于销量较低，百克沙 $^{®}$ 于 2014 年由其制造商自愿撤出市场。泽娃灵 $^{®}$ 仍然作为 B 细胞 NHL 患者的治疗选择，但其广泛使用受到药物制备和运输特殊要求的限制，因为这个过程需要三级中心的核医学专家参与。单克隆抗体及其衍生物的作用机制见图 6.1。

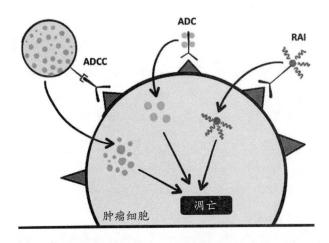

图 6.1 淋巴瘤中单克隆抗体（mAbs）和衍生物的作用机制。淋巴瘤细胞表面的单克隆抗体识别特定蛋白（红色三角形）。在抗体依赖性细胞毒性（ADCC）中，效应免疫细胞被募集并激活，在肿瘤细胞内释放出有毒颗粒。抗体 – 药物偶联物（ADC）黏附于表面抗原并传递有毒基团，干扰肿瘤细胞功能。放射免疫治疗（RAI）化合物识别表面抗原并释放短程离子辐射导致 DNA 损伤。所有过程最终都通过细胞凋亡导致肿瘤细胞死亡

免疫调节药物

沙利度胺类似物，如来那度胺和泊马度胺，是一组定义为免疫调节剂（immunodulatory drygs，IMiDs）的药物，具有抗浆细胞肿瘤高活性。这些药物似乎通过多种机制发挥作用，目前正在研究对淋巴瘤患者的疗效。已经提出的免疫调节药物的作用机制假说包括：①通过下调对肿瘤存活至关重要的信号传导途径发挥抗肿瘤活性；②通过干扰血管生成和黏附分子改变肿瘤微环境（TME）；③通过 ADCC 增强抗体活性；④停止肿瘤微环境内免疫抑制细胞（如调节性 T 细胞）的扩增；⑤通过对 1 型辅助性 T 细胞（Th1）、细胞毒性 T 细胞和自然杀伤（NK）细胞的共刺激来增加效应细胞的活性。

免疫调节药物在惰性和侵袭性非霍奇金淋巴瘤中均进行了临床试验。在一种罕见的 B 细胞 NHL 中，来那度胺在对标准化学免疫治疗后复发或难治性患者的治疗中有显著疗效（Habermann 等，2009；Ahmadi 等，2014）。FDA 于 2013 年 11 月批准该药用于治疗套细胞淋巴瘤。此后，临床上将来那度胺在其他多种淋巴瘤亚型中进行了临床试验，迄今为止结

果似乎表明该药物在其他 B 细胞 NHL 亚型中有效，特别是当与利妥昔单抗联合使用时。一项正在进行中的大型多中心随机临床试验比较来那度胺（L）+ 利妥昔单抗（R）与化疗 + 利妥昔单抗治疗初治滤泡性淋巴瘤患者的疗效。与此同时，一项大型多中心 II 期临床试验正在评估在 DLBCL（一种侵袭性大 B 细胞 NHL 亚型）的一线治疗标准化学免疫疗法中加入来那度胺的获益。这两项研究都已完成了病例收集，医学界正在迫切地等待结果，这些结果有可能很快改变淋巴瘤患者的标准治疗。除了套细胞淋巴瘤外，来那度胺在大多数 NHL 和 cHL 患者中的应用仍被认为是试验性的。

淋巴瘤的新一代免疫疗法

现在，使用免疫疗法治疗淋巴瘤患者并不新鲜。从 1997 年开始，肿瘤学家开始将单克隆抗体常规用于淋巴瘤和其他肿瘤作为标准治疗。从利妥昔单抗开始，免疫治疗在以下方面逐步取得进展：①新抗体的发现；②新抗体联合化疗的研究；③改善给药方式增加安全性并减少副作用等。因此，在过去 20 年中淋巴瘤治疗继续向前发展。但在此期间，肿瘤免疫治疗在淋巴瘤和其他肿瘤中的研究持续进行，疗效并不稳定。直到最近，随着检查点抑制剂和嵌合抗原受体（CAR）T 细胞的引入，该领域才真正快速发展。这些新的尝试为多种类型肿瘤的患者带来了革命性的治疗方法，表明利用免疫系统治疗肿瘤的真正突破。这些新一代免疫治疗药物正在重塑我们认识和治疗癌症的方式，并预示着肿瘤学史上新时代的到来。下面重点介绍这些新型免疫治疗药物在淋巴瘤治疗中的应用。

检查点抑制

如前所述，淋巴瘤细胞能够劫持被称为免疫检查点的自然调节系统，使 T 细胞失活并保护自己免受免疫攻击。伊匹单抗（Ipilimumab）、纳武单抗（Nivolumab）和派姆单抗（Pembrolizumab）等药物作用于这些免疫检查点，并中断来自肿瘤细胞的抑制信号，有效释放 T 细胞进行免疫攻击。这些药物现已在淋巴瘤患者中进行了临床试验，下文将详细介绍其疗效。

CTLA-4 抑制

细胞毒性 T 淋巴细胞相关抗原 4（CTLA-4）受体在 T 细胞表面表达，并在抗原提呈时作为其功能的负调节剂。如果该受体与在抗原提呈细胞（APC）表面上表达的 B7 分子结合，将给 T 细胞一个信号以使其失活。因此，CTLA-4:B7 相互作用是控制 T 细胞过度刺激的免疫检查点之一。相反，如果 B7 分子与 T 细胞上的 CD28 分子结合，将产生正性信号刺激 T 细胞功能。另外，CTLA-4 也在调节性 T 细胞上表达并刺激其功能，使得 CTLA-4:B7 相互作用导致免疫耐受。

伊匹单抗是一种阻断 CTLA-4 的单克隆抗体，可干扰 CTLA-4 与 B7 之间的相互作用，并被批准用于治疗晚期黑色素瘤。有三项研究评估了伊匹单抗在患有晚期血液系统恶性肿瘤（包括淋巴瘤）的患者中的活性。

第一项研究于 2009 年发表，Bashey 及其同事治疗了 29 例血液系统恶性肿瘤患者，这些患者在异体干细胞移植后疾病复发（Bashey 等，2009）。患者接受递增剂量的伊匹单抗治疗，最高可达 3mg/kg（单次输注）。研究的主要目的是评估此患者群体中伊匹单抗的安全性。该药物耐受性良好，3 例淋巴瘤患者治疗后肿瘤缩小：2 例 cHL 患者完全缓解，1 例套细胞淋巴瘤患者部分缓解。虽然仅为初步结论，但这项研究首次表明，检查点抑制是治疗淋巴瘤的一种安全且可能有效的治疗策略。

同年晚些时候，Ansell 及其同事发表的另一项研究评估了伊匹单抗在一组复发或难治性 B 细胞 NHL 淋巴瘤患者中的安全性（Ansell 等，2009）。初始队列中的患者接受 3mg/kg 诱导治疗，然后 1mg/kg 每月维持（共 4 次）；而第二级队列患者每月给药量 3mg/kg，持续 4 个月。此研究共治疗了 18 名患者，伊匹单抗再次表现出良好的耐受性。2 名患者表现有效：1 名 DLBCL 患者持续完全缓解超过 31 个月，1 名滤泡性淋巴瘤患者持续部分缓解 19 个月。这项小型研究证实了最初的观察结果，即伊匹单抗和其他免疫检查点抑制剂可安全地用于淋巴瘤患者，并有望诱导长期缓解。

Davids 及其同事在 2016 年发表的另一项研究进一步探讨了伊匹单抗在异体移植后复发的血液系统恶性肿瘤患者中的疗效（Davids 等，2016）。患者接受的初始伊匹单抗剂量为 3mg/kg，每 3 周 1 次，如果较低剂量没有观察到安全性问题，剂量水平随后升高至 10mg/kg，每 3 周 1 次。本研究共纳入 28 例多种诊断的肿瘤患者，其中 11 例患有淋巴瘤。有相当比例的患者出现免疫相关不良事件和移植物抗宿主病，包括 1 例死亡。在患有淋巴瘤的患者中，1 例部分有效（cHL），4 例疾病稳定（3 例 cHL，1 例皮肤 T 细胞 NHL）。接受较低剂量治疗的患者未见有效。

这些研究成果足以激发研究者对检查点抑制剂治疗淋巴瘤的研究热情。经验表明，使用更高剂量伊匹单抗可以增加疗效，但代价是毒性更大。在此期间，在其他恶性肿瘤的临床试验中 PD-1 抑制剂作为一类新的检查点抑制剂出现，被证实具有更好的安全性，并有初步依据表明其疗效更佳。虽然伊匹单抗与其他免疫治疗相结合的后续研究仍在进行，但在淋巴系统恶性肿瘤中使用伊匹单抗进行单药治疗的后续研究很快被终止。目前，伊匹单抗在淋巴瘤中的应用仍然是试验性的，不是常规临床应用的一部分。

PD-1 抑制

程序性细胞死亡蛋白 1（PD-1）通路是另一种在 T 细胞功能调节中极为重要的免疫检查点机制。当活化 T 细胞表面的 PD-1 受体与其配体（PD-L1 或 PD-L2）结合时，它产生信号最终导致这些免疫效应细胞失活。当这种调节机制缺乏或有缺陷时，会产生自身免疫和不受控制的 T 细胞活化。淋巴瘤细胞能够在其表面表达配体，或将表达这些蛋白的其他免疫细胞募集到肿瘤微环境中，以利用这种调节机制。因此，肿瘤特异性 T 细胞在它们攻击肿瘤之前失活。PD-1 抑制剂是与 PD-1 连接的单克隆抗体，可防止其接收来自其配体的信号，从而释放 T 细胞有效地发挥其抗肿瘤功能。

目前已经在淋巴瘤中试验了两种 PD-1 抑制剂：纳武单抗和派姆单抗。两种药物都是阻断 PD-1 的单克隆抗体，迄今为止的经验似乎表明它们具有相似的疗效和安全性，尽管没有进行头对头比较。然而，与在 NHL 中相比，这些药物在 cHL 中的活性显著不同。

纳武单抗是一种针对 PD-1 受体的全人源抗体，于 2016 年 5 月获 FDA 批准用于治疗自体干细胞移植（ASCT）和移植后应用本妥昔单抗（Brentuximab Vedotin，BV）的复发或难治性 cHL。该批准基于两个多中心

Ⅱ期临床试验的结果（CheckMate 039 和 CheckMate 205）。在研究中，共103 名复发或难治性 cHL 患者每 2 周接受纳武单抗 3mg/kg 静脉注射。共65％的患者有效，7％的患者完全缓解。一半以上的患者有效反应至少 8.7个月，表明效果持久。患者治疗耐受性很好，最常见的副作用是疲劳、输液反应和皮疹（Ansell 等，2015）。

派姆单抗是 2017 年 3 月 FDA 批准的针对 PD-1 的人源化单克隆抗体，用于治疗至少 3 种方案治疗失败后的复发或难治性 cHL。该批准基于一项多中心Ⅱ期临床试验（Keynote 087）的结果，其中 210 名患者每3 周接受 200mg 静脉注射派姆单抗。共 69％的患者有效，22.4％的患者完全缓解。同样，该药物耐受性良好，最常见的副作用是发热、咳嗽和疲乏。派姆单抗也被批准用于治疗儿科 cHL（Armand 等，2016；Chen 等，2017）。

与包括 NHL 在内的其他肿瘤相比，cHL 患者似乎对 PD-1 抑制剂更敏感。这些药物在 cHL 患者中不仅有效率高（cHL60%~70％，而其他肿瘤 15%~20％），而且疗效持续时间长（一些 cHL 患者持续至停药后几个月）。至少可以通过该疾病的遗传构成来解释部分原因，几乎所有肿瘤细胞都过表达 PD-L1 和（或）PD-L2。现在大家已经认识到，由于人类染色体 9 上的遗传损伤，大多数 cHL 有 PD-1 配体表达过量（Muenst等，2009；Green 等，2010）。此外，一些 cHL 肿瘤由 EB 病毒感染驱动，这可能通过旁路途径导致 PD-L1 和（或）PD-L2 过表达（Green 等，2012）。其他机制有可能解释 PD-1 抑滞剂在该疾病中的敏感性，并且该领域的研究正在进行中。为了探索 cHL 对 PD-1 抑制剂的独特敏感性，目前有几项临床试验正在进行，研究在早期治疗阶段添加这些药物的作用。

纳武单抗和派姆单抗因其在 cHL 中的疗效而闻名，同时临床上将这两种药物试验性地用于治疗晚期 NHL。但对 NHL，PD-1 抑制的效果较小而且短暂（Lesokhin 等，2016）。在 NHL 中 PD-1 抑制的初始研究中，不到40％的患者有一定治疗效果，但持续时间都很短。这一观察结果使得该领域的研究人员猜测 NHL 的肿瘤微环境为异常的免疫抑制，其免疫抑制程度较重，单独的检查点抑制不能逆转。因此，目前正在进行或正在设计许多使用联合免疫治疗的临床试验。目前，在 NHL 中使用 PD-1 抑制剂仍然是试验性的，而不是常规临床应用的一部分。

嵌合抗原受体（CAR）T 细胞

血液系统恶性肿瘤治疗的另一个令人兴奋的突破是嵌合抗原受体（CAR）T 细胞技术的最新进展。CAR-T 细胞的制备过程如下：①从确诊患有癌症的患者中分离出 T 细胞；②在实验室中分离、活化这些细胞并进行遗传编辑；③在实验室中培养基因工程化的 T 细胞；④在低剂量化疗后将这些细胞重新输入患者体内。这些经过修饰的 T 细胞表面有特殊的受体，能够识别和杀死表达特定靶蛋白的肿瘤细胞，其效能高于正常 T 细胞。CAR-T 细胞技术最具变革性的特征之一是"药物"是活的，因此能够在患者体内复制扩增以进行系统性的抗肿瘤攻击治疗。2017 年 8 月，Tisagenlecleucel（一种识别 CD20 的 CAR-T 细胞）获得 FDA 批准用于治疗 25 岁以下对标准治疗无效的 B 细胞急性淋巴细胞白血病患者（Maude 等，2014）。该批准标志着一个历史性时刻，该药物是第一个获得商业化许可的基因疗法。图 6.2 是 CAR-T 细胞生成示意。

关于 CAR-T 细胞在淋巴瘤患者中作用的研究在积极进行中，其中大部分的研究进展是在侵袭性大 B 细胞 NHL 中发现的。在侵袭性 B 细胞 NHL 中的研究中，Axicabtagene Ciloleucel（识别 CD19 的 CAR-T 细胞）的初步研究结果现已公布。最近披露了一项用 CAR-T 细胞产品治疗 101 例复发或难治性 DLBCL 患者的多中心 II 期临床试验的初步结果。该药物在复发或难治性 DLBCL 患者人群中表现出较好的疗效，其中 82% 的患者有效，而这其中有 54% 的患者完全缓解。这些结果已在 2017 年美国临床肿瘤学会（American Society of Clinical Oncology，ASCO）年会上公布，尚未发表。该研究中的大多数患者接受过多种方法治疗（包括自体干细胞移植），但治疗失败，在此类难治性亚组中从未见过这样的有效性。研究者还发现许多治疗反应是持久的。根据这项研究的结果，制造商正在寻求监管部门批准该药在 DLBCL 患者中的应用，并且预计不迟于 2018 年初做出决定（注：截至 2019 年 2 月，尚无批准上市信息）。进一步的评估 CAR-T 在其他 NHL 和 cHL 患者中的应用的研究正在进行中。

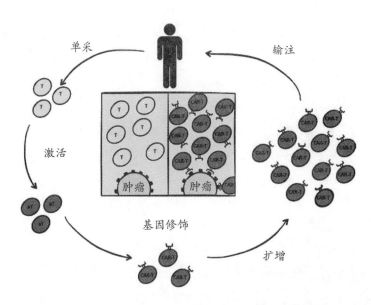

图 6.2　嵌合抗原受体（CAR）T 细胞生成示意。从诊断为淋巴瘤的患者的外周血中分离出 T 细胞（T）。在实验室中，这些细胞被激活（aT）并进行基因修饰以在其表面上表达工程化受体（CAR-T）。扩增后，将 CAR-T 细胞输注给患者，就可以识别杀死肿瘤细胞

新型免疫靶点和双重免疫调节

许多研究人员关注的焦点是 cHL 和 NHL 患者之间 PD-1 抑制活性的对比研究。随着新的发现，肿瘤微环境（TME）作为淋巴瘤进展的主要调节因子中的作用正在成为热点主题。就 NHL 而言，似乎肿瘤微环境不仅使活性 T 细胞失活（通过免疫检查点通路），而且还通过可溶性分子和抑制性细胞（调节性 T 细胞、骨髓来源的抑制细胞等）使 T 细胞耗竭。研究认为，微环境导致的抑制仅通过 PD-1 抑制无法挽救。淋巴瘤肿瘤微环境中发现了导致免疫抑制的其他分子（如 TIM-3，LAG-3），阻断其活性的药物正在临床试验中。

淋巴瘤免疫治疗的下一个前沿领域将是探索双重免疫调节能否逆转来自恶性肿瘤细胞周围的抑制微环境的效应细胞。一种建议策略是通过免疫检查点介导的免疫抑制（PD-1 抑制剂）释放 T 细胞，同时用刺激其功能的抗体（如 Varlilumab 或 CDX-1127）将 T 细胞从耗竭状态中救援出来。

如果 T 细胞是一辆汽车，这种策略类似于在踩油门（CD27 刺激）时将脚从刹车上放开（PD-1 抑制），以便它可以追踪并杀死癌细胞。关于这类药物和其他药物组合的研究正在开发或进行中。

淋巴瘤免疫治疗的展望

　　肿瘤免疫治疗领域的最新进展毋庸置疑地将被普遍接受。新的药物和技术的到来具有如此的颠覆性和创新力，它们将彻底改变我们治疗和思考肿瘤的方式。问题是我们如何将这些进展纳入淋巴瘤患者的标准治疗中。我们不能忘记，在许多情况下，淋巴瘤可以通过现有的治疗方法治愈。事实上，有时治疗可能会给幸存者带来长期副作用。挑战之一是将这些新药物纳入治疗流程中，以便在减少副作用的同时提高治愈率。伴随这些新药的另一个重要问题是高成本。随着免疫治疗药物被广泛使用，还要从个人和卫生系统的角度研究其成本效益。从肿瘤学家的角度来看，如何确定每位患者的最佳治疗方案、治疗用药顺序和治疗持续时间，治疗个体化将变得更加重要。我们正在经历非常激动人心的快速转型时代，人们会期望我们正在走向最终治疗目标，即有一天只要用一个 T 细胞治疗疗程便能治愈所有淋巴瘤患者。

（康　惠，陈波斌 译；殷保兵 审校）

参考文献

[1] Ahmadi, T., Chong, E. A., Gordon, A., Aqui, N. A., Nasta, S. D., Svoboda, J., Mato, A. R., & Schuster, S. J. (2014). Combined lenalidomide, low-dose dexamethasone, and rituximab achieves durable responses in rituximab-resistant indolent and mantle cell lymphomas. *Cancer, 120*(2), 222–228. https://doi.org/10.1002/cncr.28405.

[2] Alduaij, W., Ivanov, A., Honeychurch, J., Cheadle, E. J., Potluri, S., Lim, S. H., Shimada, K., Chan, C. H. T., Tutt, A., Beers, S. A., Glennie, M. J., Cragg, M. S., & Illidge, T. M. (2011). Novel type Ⅱ anti-CD20 monoclonal antibody (GA101) evokes homotypic adhesion and actin-dependent, lysosome-mediated cell death in B-cell malignancies.

Blood, 117(17), 4519–4529. https://doi.org/10.1182/blood-2010-07-296913.

［3］Al-Hamadani, M., Habermann, T. M., Cerhan, J. R., Macon, W. R., Maurer, M. J., & Go, R. S. (2015). Non-Hodgkin lymphoma subtype distribution, geodemographic patterns, and survival in the US: A longitudinal analysis of the National Cancer Data Base from 1998 to 2011. *American Journal of Hematology, 90*(9), 790–795. https://doi.org/10.1002/ajh.24086.

［4］Ansell, S. M., Hurvitz, S. A., Koenig, P. A., LaPlant, B. R., Kabat, B. F., Fernando, D., Habermann, T. M., Inwards, D. J., Verma, M., Yamada, R., Erlichman, C., Lowy, I., & Timmerman, J. M. (2009). Phase Ⅰ study of ipilimumab, an anti-CTLA-4 monoclonal antibody, in patients with relapsed and refractory B-cell non-Hodgkin lymphoma. *Clinical Cancer Research, 15*(20), 6446–6453. https://doi.org/10.1158/1078-0432.CCR-09-1339.

［5］Ansell, S. M., Lesokhin, A. M., Borrello, I., Halwani, A., Scott, E. C., Gutierrez, M., Schuster, S. J., Millenson, M. M., Cattry, D., Freeman, G. J., Rodig, S. J., Chapuy, B., Ligon, A. H., Zhu, L., Grosso, J. F., Kim, S. Y., Timmerman, J. M., Shipp, M. A., & Armand, P. (2015). PD-1 blockade with nivolumab in relapsed or refractory Hodgkin's lymphoma. *The New England Journal of Medicine, 372*(4), 311–319. https://doi.org/10.1056/NEJMoa1411087.

［6］Armand, P., Shipp, M. A., Ribrag, V., Michot, J. M., Zinzani, P. L., Kuruvilla, J., Snyder, E. S., Ricart, A. D., Balakumaran, A., Rose, S., & Moskowitz, C. H. (2016). Programmed death-1 blockade with pembrolizumab in patients with classical hodgkin lymphoma after brentuximab vedotin failure. *Journal of Clinical Oncology: Official Journal of the American Society of Clinical Oncology.* https://doi.org/10.1200/JCO.2016.67.3467.

［7］Azzaoui, I., Uhel, F., Rossille, D., Pangault, C., Dulong, J., Le Priol, J., Lamy, T., Houot, R., Le Gouill, S., Cartron, G., Godmer, P., Bouabdallah, K., Milpied, N., Damaj, G., Tarte, K., Fest, T., & Roussel, M. (2016). T-cell defect in diffuse large B-cell lymphomas involves expansion of myeloid derived suppressor cells expressing IL-10, PD-L1 and S100A12. *Blood*, blood- 2015-08-662783. https://doi.org/10.1182/blood-2015-08-662783.

［8］Bashey, A., Medina, B., Corringham, S., Pasek, M., Carrier, E., Vrooman, L., Lowy, I., Solomon, S. R., Morris, L. E., Holland, H. K., Mason, J. R., Alyea, E. P., Soiffer, R. J., & Ball, E. D. (2009). CTLA4 blockade with ipilimumab to treat relapse of malignancy after allogeneic hematopoietic cell transplantation. *Blood, 113*(7), 1581–1588. https://doi.org/10.1182/blood-2008-07-168468.

［9］Bour-Jordan, H., Esensten, J. H., Martinez-Llordella, M., Penaranda, C., Stumpf, M., & Bluestone, J. A. (2011). Intrinsic and extrinsic control of peripheral T-cell tolerance by costimulatory molecules of the CD28/ B7 family. *Immunological Reviews, 241*(1), 180–205. https://doi.org/10.1111/j.1600-065X.2011.01011.x.

［10］Carey, C. D., Gusenleitner, D., Lipschitz, M., Roemer, M. G. M., Stack, E. C., Gjini, E., Hu, X., Redd, R., Freeman, G. J., Neuberg, D., Hodi, F. S., Liu, X. S., Shipp, M. A., & Rodig, S. J. (2017). Topological analysis reveals a PD-L1 associated microenvironmental niche for Reed-Sternberg cells in Hodgkin lymphoma. *Blood, Elsevier Inc., 46*(1), 148–161. https://doi.org/10.1182/blood-2017-03-770719.

［11］Chen, R., Zinzani, P. L., Fanale, M. A., Armand, P., Johnson, N. A., Brice, P., Radford,

J., Ribrag, V., Molin, D., Vassilakopoulos, T. P., Tomita, A., von Tresckow, B., Shipp, M. A., Zhang, Y., Ricart, A. D., Balakumaran, A., Moskowitz, C. H., & KEYNOTE-087. (2017). Phase II study of the efficacy and safety of pembrolizumab for relapsed/ refractory classic hodgkin lymphoma. *Journal of Clinical Oncology: Official Journal of the American Society of Clinical Oncology, 1*, JCO2016721316. https://doi.org/10.1200/ JCO.2016.72.1316.

[12] Coiffier, B., Lepage, E., Briere, J., Herbrecht, R., Tilly, H., Bouabdallah, R., Morel, P., Van Den Neste, E., Salles, G., Gaulard, P., Reyes, F., Lederlin, P., & Gisselbrecht, C. (2002). CHOP chemotherapy plus rituximab compared with CHOP alone in elderly patients with diffuse large-B-cell lymphoma. *The New England journal of medicine.* https://doi.org/10.1056/ NEJMoa011795.

[13] Davids, M. S., Kim, H. T., Bachireddy, P., Costello, C., Liguori, R., Savell, A., Lukez, A. P., Avigan, D., Chen, Y. B., McSweeney, P., LeBoeuf, N. R., Rooney, M. S., Bowden, M., Zhou, C. W., Granter, S. R., Hornick, J. L., Rodig, S. J., Hirakawa, M., Severgnini, M., Hodi, F. S., Wu, C. J., Ho, V. T., Cutler, C., Koreth, J., Alyea, E. P., Antin, J. H., Armand, P., Streicher, H., Ball, E. D., Ritz, J., Bashey, A., Soiffer, R. J., & Leukemia and Lymphoma Society Blood Cancer Research Partnership. (2016). Ipilimumab for patients with relapse after allogeneic transplantation. *The New England Journal of Medicine, 375*(2), 143–153. https://doi.org/10.1056/NEJMoa1601202.

[14] Dhaeze, T., Stinissen, P., Liston, A., & Hellings, N. (2015). Humoral autoimmunity: A failure of regulatory T cells? *Autoimmunity Reviews.* Elsevier B.V, *14*(8), 735–741. https://doi.org/10.1016/j.autrev.2015.04.006.

[15] Dillman, R. O. (2002). Radiolabeled anti-CD20 monoclonal antibodies for the treatment of B-cell lymphoma. *Journal of Clinical Oncology: Official Journal of the American Society of Clinical Oncology, 20*(16), 3545–3557. https://doi.org/10.1200/ JCO.2002.02.126.

[16] Dong, H., Strome, S. E., Salomao, D. R., Tamura, H., Hirano, F., Flies, D. B., Roche, P. C., Lu, J., Zhu, G., Tamada, K., Lennon, V. A., Celis, E., & Chen, L. (2002). Tumor-associated B7-H1 promotes T-cell apoptosis: A potential mechanism of immune evasion. *Nature medicine, 8*(8), 793–800. https://doi.org/10.1038/nm730.

[17] Dumitriu, B., Ito, S., Feng, X., Stephens, N., Yunce, M., Kajigaya, S., Melenhorst, J. J., Rios, O., Scheinberg, P., Chinian, F., Keyvanfar, K., Battiwalla, M., Wu, C. O., Maric, I., Xi, L., Raffeld, M., Muranski, P., Townsley, D. M., Young, N. S., Barrett, A. J., & Scheinberg, P. (2016). Alemtuzumab in T-cell large granular lymphocytic leukaemia: Interim results from a single-arm, open-label, phase 2 study. *The Lancet. Haematology*, Elsevier Ltd, *3*(1), e22–e29. https://doi.org/10.1016/S2352-3026(15)00227-6.

[18] Francisco, L. M., Sage, P. T., & Sharpe, A. H. (2010). The PD-1 pathway in tolerance and autoimmunity. *Immunological Reviews*, 219–242. https://doi.org/10.1111/j.1600-065X.2010.00923.x.

[19] Gomez-Gelvez, J. C., Salama, M. E., Perkins, S. L., Leavitt, M., & Inamdar, K. V. (2016). Prognostic impact of tumor microenvironment in diffuse large B-Cell lymphoma uniformly treated with R-CHOP chemotherapy. *American Journal of Clinical Pathology, 145*(4), 514–523. https://doi.org/10.1093/ajcp/aqw034.

[20] Green, M. R., Monti, S., Rodig, S. J., Juszczynski, P., Currie, T., O'Donnell, E., Chapuy,

B., Takeyama, K., Neuberg, D., Golub, T. R., Kutok, J. L., & Shipp, M. A. (2010). Integrative analysis reveals selective 9p24.1 amplification, increased PD-1 ligand expression, and further induction via JAK2 in nodular sclerosing Hodgkin lymphoma and primary mediastinal large B-cell lymphoma. *Blood, 116*(17), 3268–3277. https://doi.org/10.1182/blood-2010-05-282780.

[21] Green, M. R., Rodig, S., Juszczynski, P., Ouyang, J., Sinha, P., O'Donnell, E., Neuberg, D., & Shipp, M. A. (2012). Constitutive AP-1 activity and EBV infection induce PD-11 in Hodgkin lymphomas and posttransplant lymphoproliferative disorders: Implications for targeted therapy. *Clinical Cancer Research, 18*(6), 1611–1618. https://doi.org/10.1158/1078-0432. CCR-11-1942.

[22] Habermann, T. M., Lossos, I. S., Justice, G., Vose, J. M., Wiernik, P. H., McBride, K., Wride, K., Ervin-Haynes, A., Takeshita, K., Pietronigro, D., Zeldis, J. B., & Tuscano, J. M. (2009). Lenalidomide oral monotherapy produces a high response rate in patients with relapsed or refractory mantle cell lymphoma. *British Journal of Haematology, 145*(3), 344–349. https://doi.org/10.1111/j.1365-2141.2009.07626.x.

[23] Kataoka, K., Shiraishi, Y., Takeda, Y., Sakata, S., Matsumoto, M., Nagano, S., Maeda, T., Nagata, Y., Kitanaka, A., Mizuno, S., Tanaka, H., Chiba, K., Ito, S., Watatani, Y., Kakiuchi, N., Suzuki, H., Yoshizato, T., Yoshida, K., Sanada, M., Itonaga, H., Imaizumi, Y., Totoki, Y., Munakata, W., Nakamura, H., Hama, N., Shide, K., Kubuki, Y., Hidaka, T., Kameda, T., Masuda, K., Minato, N., Kashiwase, K., Izutsu, K., Takaori-Kondo, A., Miyazaki, Y., Takahashi, S., Shibata, T., Kawamoto, H., Akatsuka, Y., Shimoda, K., Takeuchi, K., Seya, T., Miyano, S., & Ogawa, S. (2016a). Aberrant PD-L1 expression through 3'-UTR disruption in multiple cancers. *Nature*, Nature Publishing Group, *534*(7607), 402–6. https://doi.org/10.1038/nature18294.

[24] Kataoka, K., Shiraishi, Y., Takeda, Y., Sakata, S., Matsumoto, M., Nagano, S., Maeda, T., Nagata, Y., Kitanaka, A., Mizuno, S., Tanaka, H., Chiba, K., Ito, S., Watatani, Y., Kakiuchi, N., Suzuki, H., Yoshizato, T., Yoshida, K., Sanada, M., Itonaga, H., Imaizumi, Y., Totoki, Y., Munakata, W., Nakamura, H., Hama, N., Shide, K., Kubuki, Y., Hidaka, T., Kameda, T., Masuda, K., Minato, N., Kashiwase, K., Izutsu, K., Takaori-Kondo, A., Miyazaki, Y., Takahashi, S., Shibata, T., Kawamoto, H., Akatsuka, Y., Shimoda, K., Takeuchi, K., Seya, T., Miyano, S., & Ogawa, S. (2016b). Non-hodgkin lymphoma in the developing world: review of 4539 cases from the international non-hodgkin lymphoma classification project. *Nature, 534*(7607), 402–406. https://doi.org/10.3324/haematol.2016.148809.

[25] Keir, M. E., Butte, M. J., Freeman, G. J., & Sharpe, A. H. (2008). PD-1 and its ligands in tolerance and immunity. *Annual Review of Immunology, 26*, 677–704. https://doi.org/10.1146/annurev. immunol.26.021607.090331.

[26] Küppers, R. (2005). Mechanisms of B-cell lymphoma pathogenesis. *Nature reviews. Cancer, 5*(4), 251–262. https://doi.org/10.1038/nrc1589.

[27] Lesokhin, A. M., Ansell, S. M., Armand, P., Scott, E. C., Halwani, A., Gutierrez, M., Millenson, M. M., Cohen, A. D., Schuster, S. J., Lebovic, D., Dhodapkar, M., Avigan, D., Chapuy, B., Ligon, A. H., Freeman, G. J., Rodig, S. J., Cattry, D., Zhu, L., Grosso, J. F., Bradley Garelik, M. B., Shipp, M. A., Borrello, I., & Timmerman, J. (2016). Nivolumab in patients with relapsed or refractory hematologic malignancy: Preliminary

results of a phase Ib study. *Journal of Clinical Oncology: Official Journal of the American Society of Clinical Oncology, 34*(23), 2698–2704. https://doi.org/10.1200/ JCO.2015.65.9789.

［28］Liu, Y., Sattarzadeh, A., Diepstra, A., Visser, L., & van den Berg, A. (2014). The microenvironment in classical Hodgkin lymphoma: An actively shaped and essential tumor component. *Seminars in Cancer Biology, 24*, 15–22. https://doi.org/10.1016/ j.semcancer.2013.07.002.

［29］Maloney, D. G., Grillo-López, A. J., White, C. A., Bodkin, D., Schilder, R. J., Neidhart, J. A., Janakiraman, N., Foon, K. A., Liles, T. M., Dallaire, B. K., Wey, K., Royston, I., Davis, T., & Levy, R. (1997). IDEC-C2B8 (Rituximab) anti-CD20 monoclonal antibody therapy in patients with relapsed low-grade non-Hodgkin's lymphoma. *Blood, 90*(6), 2188–2195.

［30］Maude, S. L., Frey, N., Shaw, P. A., Aplenc, R., Barrett, D. M., Bunin, N. J., Chew, A., Gonzalez, V. E., Zheng, Z., Lacey, S. F., Mahnke, Y. D., Melenhorst, J. J., Rheingold, S. R., Shen, A., Teachey, D. T., Levine, B. L., June, C. H., Porter, D. L., & Grupp, S. A. (2014). Chimeric antigen receptor T cells for sustained remissions in leukemia. *The New England Journal of Medicine, 371*(16), 1507–1517. https://doi.org/10.1056/ NEJMoa1407222.

［31］Micallef, I. N. M., Maurer, M. J., Wiseman, G. A., Nikcevich, D. A., Kurtin, P. J., Cannon, M. W., Perez, D. G., Soori, G. S., Link, B. K., Habermann, T. M., & Witzig, T. E. (2011). Epratuzumab with rituximab, cyclophosphamide, doxorubicin, vincristine, and prednisone chemotherapy in patients with previously untreated diffuse large B-cell lymphoma. *Blood, 118*(15), 4053–4061. https://doi.org/10.1182/blood-2011-02-336990.

［32］Morschhauser, F. A., Cartron, G., Thieblemont, C., Solal-Céligny, P., Haioun, C., Bouabdallah, R., Feugier, P., Bouabdallah, K., Asikanius, E., Lei, G., Wenger, M., Wassner-Fritsch, E., & Salles, G. A. (2013). Obinutuzumab (GA101) monotherapy in relapsed/refractory diffuse large b-cell lymphoma or mantle cell lymphoma: results from the phase Ⅱ GAUGUIN study. *Journal of Clinical Oncology: Official Journal of the American Society of Clinical Oncology, 31*(23), 2912–2919. https://doi.org/10.1200/ JCO.2012.46.9585.

［33］Mösner, E., Brünker, P., Moser, S., Püntener, U., Schmidt, C., Herter, S., Grau, R., Gerdes, C., Nopora, A., Van Puijenbroek, E., Ferrara, C., Sondermann, P., Jäer, C., Strein, P., Fertig, G., Friess, T., Schüll, C., Bauer, S., Dal Porto, J., Del Nagro, C., Dabbagh, K., Dyer, M. J. S., Poppema, S., Klein, C., & Umaa, P. (2010). Increasing the efficacy of CD20 antibody therapy through the engineering of a new type Ⅱ anti-CD20 antibody with enhanced direct and immune effector cell-mediated B-cell cytotoxicity. *Blood, 115*(22), 4393–4402. https://doi.org/10.1182/blood-2009-06-225979.

［34］Muenst, S., Hoeller, S., Dirnhofer, S., & Tzankov, A. (2009). Increased programmed death-1+tumor-infiltrating lymphocytes in classical Hodgkin lymphoma substantiate reduced overall survival. *Human pathology*, Elsevier Inc, *40*(12), 1715–1722. https:// doi.org/10.1016/j.humpath.2009.03.025.

［35］Ogura, M., Tobinai, K., Hatake, K., Uchida, T., Suzuki, T., Kobayashi, Y., Mori, M., Terui, Y., Yokoyama, M., & Hotta, T. (2013). Phase I study of obinutuzumab (GA101) in Japanese patients with relapsed or refractory B-cell non-Hodgkin lymphoma. *Cancer*

Science, 104(1), 105–110. https://doi.org/10.1111/cas.12040.

[36] Pileri, S. A., Ascani, S., Leoncini, L., Sabattini, E., Zinzani, P. L., Piccaluga, P. P., Pileri, A., Giunti, M., Falini, B., Bolis, G. B., & Stein, H. (2002). Hodgkin's lymphoma: The pathologist's viewpoint. *Journal of clinical pathology, 55*, 162–176. https://doi.org/10.1136/jcp.55.3.162.

[37] Pizzi, M., Boi, M., Bertoni, F., & Inghirami, G. (2016). Emerging therapies provide new opportunities to reshape the multifaceted interactions between the immune system and lymphoma cells. *Leukemia*, Nature Publishing Group, *30*(9), 1805–1815. https://doi.org/10.1038/leu.2016.161.

[38] Pro, B., Advani, R., Brice, P., Bartlett, N. L., Rosenblatt, J. D., Illidge, T., Matous, J., Ramchandren, R., Fanale, M., Connors, J. M., Yang, Y., Sievers, E. L., Kennedy, D. A., & Shustov, A. (2012). Brentuximab vedotin (SGN-35) in patients with relapsed or refractory systemic anaplastic large-cell lymphoma: Results of a phase II study. *Journal of Clinical Oncology, 30*(18), 2190–2196. https://doi.org/10.1200/JCO.2011.38.0402.

[39] Salles, G. A., Morschhauser, F., Solal-Céligny, P., Thieblemont, C., Lamy, T., Tilly, H., Gyan, E., Lei, G., Wenger, M., Wassner-Fritsch, E., & Cartron, G. (2013). Obinutuzumab (GA101) in patients with relapsed/refractory indolent non-Hodgkin lymphoma: results from the phase II GAUGUIN study. *Journal of Clinical Oncology: Official Journal of the American Society of Clinical Oncology, 31*(23), 2920–2926. https://doi.org/10.1200/JCO.2012.46.9718.

[40] Sehn, L. H., Berry, B., Chhanabhai, M., Fitzgerald, C., Gill, K., Hoskins, P., Klasa, R., Savage, K. J., Shenkier, T., Sutherland, J., Gascoyne, R. D., & Connors, J. M. (2007). The revised international prognostic index (R-IPI) is a better predictor of outcome than the standard IPI for patients with diffuse large B-cell lymphoma treated with R-CHOP. *Blood, 109*(5), 1857–1861.https://doi.org/10.1182/blood-2006-08-038257.

[41] Siegel, R. L., Miller, K. D., & Jemal, A. (2016). Cancer statistics, 2016. *CA: A Cancer Journal forClinicians, 66*(1), 7–30. https://doi.org/10.3322/caac.21332.

[42] Smith, A., Crouch, S., Lax, S., Li, J., Painter, D., Howell, D., Patmore, R., Jack, A., & Roman, E. (2015). Lymphoma incidence, survival and prevalence 2004-2014: Sub-type analyses from the UK's Haematological malignancy research network. *British Journal of Cancer, 112*(9), 1575–1584. https://doi.org/10.1038/bjc.2015.94.

[43] Swerdlow, S. H. (2008). *WHO classification of tumours of haematopoietic and lymphoid tissues* (4th ed.). Lyon, France: International Agency for Research on Cancer.

[44] Swerdlow, S. H., Campo, E., Pileri, S. A., Harris, N. L., Stein, H., Siebert, R., Advani, R., Ghielmini, M., Salles, G. A., Zelenetz, A. D., & Jaffe, E. S. (2016). The 2016 revision of the World Health Organization classification of lymphoid neoplasms. *Blood, 127*(20), 2375–2390. https://doi.org/10.1182/blood-2016-01-643569.

[45] Vardhana, S., & Younes, A. (2016). The immune microenvironment in Hodgkin lymphoma: T cells, B cells, and immune checkpoints. *Haematologica, 101*(7), 794–802. https://doi.org/10.3324/haematol.2015.132761.

[46] Villasboas, J. C., & Ansell, S. (2016). Glancing at the complex biology of T-cells through the microenvironment of hodgkin lymphoma. *Leukemia & lymphoma*, 1–3. https://doi.org/10.1080/10428194.2016.1248966.

[47] Visser, L., Wu, R., Rutgers, B., Diepstra, A., & van den Berg, A. (2016).

Characterization of the microenvironment of nodular lymphocyte predominant hodgkin lymphoma. *International journal of molecular sciences, 17*(12), 2127. https://doi.org/10.3390/ijms17122127.

[48] Wang, J., & Ke, X. Y. (2011). The four types of Tregs in malignant lymphomas. *Journal of hematology & oncology, 4*(1), 50. https://doi.org/10.1186/1756-8722-4-50.

[49] Wilcox, R. A., Feldman, A. L., Wada, D. A., Yang, Z. Z., Comfere, N. I., Dong, H., Kwon, E. D., Novak, A. J., Markovic, S. N., Pittelkow, M. R., Witzig, T. E., & Ansell, S. M. (2009). B7-H1 (PD-L1, CD274) suppresses host immunity in T-cell lymphoproliferative disorders. *Blood, 114*(10), 2149–2158. https://doi.org/10.1182/blood-2009-04-216671.

[50] Xiu, B., Lin, Y., Grote, D. M., Ziesmer, S. C., Gustafson, M. P., Maas, M. L., Zhang, Z., Dietz, A. B., Porrata, L. F., Novak, A. J., Liang, A.-B., Yang, Z.-Z., & Ansell, S. M. (2015). IL-10 induces the development of immunosuppressive CD14(+)HLA-DR(low/-) monocytes in B-cell non-Hodgkin lymphoma. *Blood Cancer Journal, 5*(March), e328. https://doi.org/10.1038/bcj.2015.56.

[51] Yang, Z. Z., Novak, A. J., Ziesmer, S. C., Witzig, T. E., & Ansell, S. M. (2007). CD70+ non-Hodgkin lymphoma B cells induce Foxp3 expression and regulatory function in intratumoral CD4$^+$CD25$^-$ T cells. *Blood, 110*(7), 2537–2544. https://doi.org/10.1182/blood-2007-03-082578.

[52] Yang, Z. Z., Novak, A. J., Ziesmer, S. C., Witzig, T. E., & Ansell, S. M. (2009). Malignant B cells skew the balance of regulatory T cells and TH17 cells in B-cell non-Hodgkin's lymphoma. *Cancer research, 69*(13), 5522–5530. https://doi.org/10.1158/0008-5472.CAN-09-0266.

[53] Yang, Z. Z., Grote, D. M., Ziesmer, S. C., Niki, T., Hirashima, M., Novak, A. J., Witzig, T. E., & Ansell, S. M. (2012). IL-12 upregulates TIM-3 expression and induces T cell exhaustion in patients with follicular B cell non-Hodgkin lymphoma. *Journal of Clinical Investigation, 122*(4), 1271–1282. https://doi.org/10.1172/JCI59806.

[54] Yang, Z. Z., Grote, D. M., Xiu, B., Ziesmer, S. C., Price-Troska, T. L., Hodge, L. S., Yates, D. M., Novak, A. J., & Ansell, S. M. (2014). TGF-β upregulates CD70 expression and induces exhaustion of effector memory T cells in B-cell non-Hodgkin's lymphoma. *Leukemia.* Nature Publishing Group, *28*(October 2013), 1–13. https://doi.org/10.1038/leu.2014.84.

[55] Yang, Z. Z., Liang, A. B., & Ansell, S. M. (2015). T-cell-mediated antitumor immunity in B-cell non-Hodgkin lymphoma: Activation, suppression and exhaustion. *Leukemia & lymphoma*, 1–16. https://doi.org/10.3109/10428194.2015.1011640.

[56] Younes, A., Gopal, A. K., Smith, S. E., Ansell, S. M., Rosenblatt, J. D., Savage, K. J., Ramchandren, R., Bartlett, N. L., Cheson, B. D., De Vos, S., Forero-Torres, A., Moskowitz, C. H., Connors, J. M., Engert, A., Larsen, E. K., Kennedy, D. a., Sievers, E. L., & Chen, R. (2012). Results of a pivotal phase II study of brentuximab vedotin for patients with relapsed or refractory Hodgkin's lymphoma. *Journal of Clinical Oncology, 30*(18), 2183–2189. https://doi.org/10.1200/JCO.2011.38.0410.

第7章　免疫治疗联合肿瘤传统疗法

Yiyi Yan

免疫治疗联合化疗

最近，肿瘤免疫治疗取得了革命性的进展。而此前几十年，细胞毒性化学疗法一直是治疗各种晚期恶性肿瘤的主要方法。但考虑到大多数肿瘤患者对免疫治疗未能产生持续的应答，因此，即便是那些已批准可进行免疫治疗的恶性肿瘤，化疗仍为最常用的抗肿瘤疗法，尤其在免疫检查点抑制剂失效的情况下。

对免疫检查点抑制剂无应答的患者，肿瘤微环境的免疫抑制（肿瘤内）和全身免疫功能（稳态）紊乱可驱动慢性促肿瘤的炎症，成为肿瘤免疫治疗成功的潜在障碍（Gajewski，2006；Gajewski 等，2006；Nevala 等，2009）。解除这些免疫抑制和紊乱状况调节可能有助于进一步改善 PD-1 的阻断功效。肿瘤内和全身免疫系统由各种调控免疫监视、引起肿瘤消除或肿瘤生长转移的免疫细胞组成。一些免疫细胞，如 CD8$^+$ 细胞和辅助性 T1 细胞（Th1）（Haabeth 等，2011）可发挥抗肿瘤作用，而其他免疫细胞则可抑制免疫系统功能，促进肿瘤生长与侵袭。调节性 T 细胞（Treg）、辅助性 T2 细胞（Th2）、髓样来源抑制细胞（myeloid-derived suppressor cell，MDSC）（Bunt 等，2007；Gabrilovich 和 Nagaraj，2009）和肿瘤相关巨噬细胞（tumor-associated macrophages，TAM）等有助于形成免疫抑制微环境，促进肿瘤进展。这种促肿瘤 / 抗肿瘤的免疫失衡状态可影响肿瘤免疫治疗的结果。

各种类型的化疗药物通过不同的机制杀死肿瘤细胞，例如抑制有丝分裂（细胞周期进程中的关键步骤）和 DNA 复制，以及直接靶向攻击细胞 DNA 或其他对肿瘤细胞分裂和存活的关键分子。有趣的是，化疗的效果和个体免疫系统之间微妙的相互作用已被阐明——化学疗法诱导的细胞杀伤可以调节免疫系统状态（肿瘤局部和全身免疫），而免疫系统状态可以反过来影响化疗药物的有效性。

细胞毒性化疗药物可引起骨髓抑制，历来被认为对免疫功能有损害。然而，最近的发现表明，传统肿瘤化学疗法除直接抗肿瘤作用以外，还可能起一部分破坏免疫抑制途径的作用。例如，研究表明，化疗诱导的淋巴细胞减少反而可以通过增强肿瘤特异性 T 细胞反应（负责杀伤肿瘤）来增强抗肿瘤免疫作用（Sampson 等，2011；Williams 等，2007）。可能的机制包括 Treg 细胞和其他免疫抑制细胞群（如 MDSCs、调节性 B 细胞）的减少，促进 Th1 / Th2 的极化和促进效应 T 淋巴细胞的增殖（Ghiringhelli 等，2007；Alizadeh 和 Larmonier，2014）。此外，一些化疗药物通过诱导瘤内免疫原性细胞死亡及免疫抑制细胞的减少来促进抗肿瘤免疫。鉴于化疗可克服免疫抑制所致的免疫治疗抵抗，有理由认为，化疗联合免疫治疗可进一步激活细胞毒性 T 细胞的抗肿瘤活性。目前，基于这种联合策略正在开展多项临床研究。

对非小细胞肺癌（NSCLC）患者的临床研究数据表明，化疗联合抗 PD-1 或抗 PD-L1 抗体（即纳武单抗和阿特珠单抗）的方案具有良好的抗肿瘤活性和可控的、非重叠毒性的特征（Rizvi 等，2016；Camidge 等，2015）。

最近，美国 FDA 加速批准了派姆单抗联合卡铂和培美曲塞作为非小细胞肺腺癌的一线治疗药物。该项批准正是基于一项临床研究（Langer 等，2016），这项临床试验中共纳入了 123 名未曾接受化疗的患者，按肿瘤细胞 PD-L1 表达水平分层（<1% 对照 ≥ 1%）。患者被随机分配至单独化疗组和化疗联合派姆单抗组。单独化疗组的患者可无限期接受培美曲塞维持治疗，化疗联合派姆单抗组的患者可接受培美曲塞无限期治疗和派姆单抗治疗 24 个月。结果显示：化疗联合免疫治疗（CTIO）的反应率（55%）显著高于单独化疗组（29%）。CTIO 组的无进展生存期为 13 个月，单独化疗组为 6 个月，但 CTIO 组毒性较化疗组大（39% vs 26%）。采用派姆单抗联合化疗治疗患者的反应率因肿瘤细胞表达 PD-L1 的水平而异，例如 PD-L1 表达 <1% 患者的反应率为 57%；PD-L1 表达 ≥ 1% 患者的反应率为 54%，这部分患者中 PD-L1 表达水平在 1%~49% 患者的反应率为 26%，PD-L1 表达 ≥ 50% 患者的反应率为 80%。因此，当临界值更高时，PD-L1 的表达似乎与更强的治疗反应有关。因为派姆单抗仅在患者 PD-L1 表达 ≥ 50% 的情况使用，所以该研究支持 CTIO 作为无靶点突变以及 PD-L1 表达 <50% 的非鳞状非小细胞肺癌患者的一线替代治疗。在实践中，派姆单抗单药治疗继续作为肿瘤 PD-L1 表达 ≥ 50% 的非小细胞肺癌患者的

一线治疗，对于 *EGFR* 或 *ALK* 基因突变的患者仍推荐使用靶向治疗。

目前正在开展多项关于 CTIO 对其他类型肿瘤疗效的临床研究。例如，PembroPlus 研究（NCT02331251）旨在评估派姆单抗联合不同化疗方案对各种晚期癌症的作用。KEYNOTE 062 研究（NCT02494583）探究胃癌患者使用派姆单抗联合顺铂和卡培他滨或 5- 氟尿嘧啶的疗效。

尽管这些研究证实了 CTIO 联合治疗的有效性，但其疗效和安全性仍存在较大的提升空间。为了制订最佳治疗策略，研究人员需要进一步阐明化疗对免疫治疗强化的免疫反应的调节机制，为患者选择和疗效评估开发预测及预后标志物，并确定联合治疗的顺序和时间。这些都是最近几年临床前研究和临床研究新兴的热门领域。

化疗除了靶向癌细胞以外也可以靶向增殖细胞并产生杀伤作用，包括淋巴细胞。正如我们所提到的，这些药物可以减少免疫抑制细胞，使免疫环境有利于抗肿瘤。化疗药物对肿瘤反应性效应 T 细胞功能的影响是未知的，然而这也是尤为重要的，因为这类 T 细胞对阻断免疫检查点所起的抗肿瘤作用有调节作用。我们小组的研究兴趣之一是明确化疗使这种 T 细胞群体发生的改变，以及这些改变对制订 CTIO 方案和结果的影响。在黑色素瘤患者中，最近我们发现了鉴定人类反应性 T 细胞和监测 T 细胞对抗 PD-1 治疗反应的新型标志物。正在进行的一项研究中，我们采用最初派姆单抗单药治疗失败并接受了随后补救性 CTIO 联合治疗的黑色素瘤患者的样本，评估了化疗对这些肿瘤反应性 T 细胞的影响（数据未发表）。我们发现，化疗过程中肿瘤反应性 T 细胞亚群有存活。更重要的是，它们对随后的抗 PD-1 治疗有反应且保持抗肿瘤活性。这种独特的 T 细胞亚群对 CTIO 的成功很重要，并可能成为监测 CTIO 反应的生物标志物。

CTIO 治疗的最佳顺序和时间仍在探索中。对抗 PD-1 治疗失败的转移性黑色素瘤患者，下一步的治疗方案通常是化疗。研究人员已经证实：相比先前化疗患者（Flaherty 等，2013）的低反应率，免疫治疗失败患者中约有 26% 对随后化疗（包括卡铂和紫杉醇）有客观反应，提示即使对阻断 PD-1 产生耐药后，化疗的有效细胞毒性仍会提高（Yan 等，2016）。我们建立的黑色素瘤动物模型的初步结果也表明，免疫治疗后的化疗比同期 CTIO 能更好地控制肿瘤。此外，化疗时机的选择对治疗效果也有显著影响。在临床前和临床试验中，对 CTIO 的实施顺序均存在争议，最佳联合方案还在不断探索中，进一步的研究将处理与评价这些关键问题。

免疫治疗联合靶向治疗

在过去几十年中，肿瘤特异性驱动突变和紊乱信号通路的鉴定为靶向治疗的发展铺平了道路。这些药物已广泛应用到包括乳腺癌（如 HER2 抑制剂）、胃肠道肿瘤（如 EGFR 抑制剂）、妇科肿瘤（如 PARP 抑制剂）和黑色素瘤（如 BRAF 抑制剂）等不同类型恶性肿瘤的治疗中，并且临床已经证实这些药物有效。然而面临的主要问题之一是缺乏持久的药物反应，突显了制订替代疗法来克服耐药的必要性。近年来人们逐渐认识到这些靶向药物的免疫调节作用，表明分子靶向治疗联合免疫检查点抑制剂可能有协同效应。

临床前模型已经证明了 T 细胞依赖性肿瘤杀伤作用在靶向治疗中的重要性。例如，转移性黑色素瘤患者使用 BRAF 抑制剂可增加 CD8$^+$T 细胞浸润到肿瘤中并减少免疫抑制细胞因子的产生，从而形成有利于控制肿瘤的肿瘤微环境（Wilmott 等，2012）。在黑色素瘤动物模型中，CD8$^+$T 细胞是 BRAF 抑制剂起作用所必需的（Knight 等，2013；Cooper 等，2014）。此外，当 BRAF 抑制剂与 PD-1 抑制剂联合应用时，CD8$^+$T 细胞抗肿瘤活性增强。目前，正在进行的 I 期、II 期临床试验已经开始评估派姆单抗联合 BRAF 抑制剂和 MEK 抑制剂（Dabrafenib 和 Trametinib）治疗黑色素瘤和其他实体瘤患者的疗效与安全性（NCT02130466）。索拉非尼（Sorafenib）是一种多激酶抑制剂，可以减弱小鼠模型中 PD-1 和 Treg 细胞介导的免疫抑制，从而促进抗肿瘤免疫（Chen 等，2014）。一项 I 期临床试验（NCT03006926）正在探究派姆单抗联合酪氨酸激酶抑制剂乐伐替尼（Lenvatinib）应用的效果。

奥拉帕尼（Olaparib）是一种口服多（ADP- 核糖）聚合酶（PARP）抑制剂，已用于卵巢癌 *BRCA1* 和 *BRCA2* 突变患者的治疗。通过抑制 PARP，它可以增加 DNA 损伤频率，因此产生更大的突变负荷，增强了免疫细胞抗肿瘤活性。有趣的是，最近的动物研究表明 PARP 抑制剂通过增加腹膜 T 细胞数量发挥免疫调节作用（Huang 等，2015）。最近，一项招募 26 名妇科肿瘤女性的研究在对奥拉帕尼与度伐单抗（Durvalumab；PD-L1 抑制剂）联合使用的效果做研究。据报道，该组合疗法疾病控制率为 83％ 且安全性可接受，表明具有良好的治疗作用（Lee 等，2017）。

靶向血管生成的抗体，如用于治疗结直肠癌与妇科恶性肿瘤的贝伐单抗（抗 VEGF 抗体）可通过不同的机制调节免疫系统。例如，在动物模型中抗血管生成剂可以增强 T 细胞浸润，同时增加抗肿瘤活性（Manning 等，2007）。贝伐单抗可以降低结直肠癌中的 Treg 细胞和 MDSC 细胞群数量（Terme 等，2013），且由此产生的缺氧条件可上调 PD-L1 表达。这些数据表明，抑制血管生成与免疫检查点抑制剂联合使用可以增强抗肿瘤效应。最近的临床试验表明，贝伐单抗联合伊匹单抗（抗 CTLA-4 抗体）可使黑色素瘤患者临床获益（Hodi 等，2014）。目前正在进行贝伐单抗联合派姆单抗治疗卵巢癌（NCT02853318）和实体瘤脑转移（NCT02681549）的研究。

随着获批的靶向药物和免疫检查点抑制剂不断增多，需要进一步阐明这种联合治疗的免疫调节机制，以便确定更有效的疗法。

免疫治疗联合放射治疗

放射疗法（RT）是不同类型恶性肿瘤的根治性或姑息性的治疗方式。除了控制肿瘤生长和促进免疫原性细胞死亡外，RT 还可以在全身和肿瘤微环境中调节免疫应答。例如，有一种临床现象叫远位效应，是指对某部位肿瘤进行局部放射后未照射的远处肿瘤部位发生的肿瘤退缩反应，是 RT 诱导免疫调节的结果。在新型肿瘤免疫治疗时代，放疗联合免疫检查点抑制剂可产生的潜在协同效应已备受研究人员关注。

虽然历来认为免疫抑制是由于骨髓抑制导致的，但已经证明放疗可通过多种机制调节免疫反应（Barker 等，2015）。放疗可通过释放趋化因子将细胞毒性 T 细胞募集到肿瘤微环境（Matsumura 等，2008）；通过上调关键细胞表面分子（包括抗原提呈机制）来增强 T 细胞识别肿瘤（Reits 等，2006；Kim 等，2006）；增强 T 细胞活化的启动（Gupta 等，2012；Gameiro 等，2014）；上调肿瘤微环境中的 PD-L1 表达（Deng 等，2014）；改变免疫抑制性肿瘤微环境，利于 T 细胞浸润（Klug 等，2013）等。在小鼠乳腺癌模型中，放疗联合抗 CTLA-4 抗体治疗可延迟肿瘤生长，减少转移，提高生存率（Demaria 等，2005）。在 NSCLC 小鼠模型中，放疗联合抗 PD-1 药物诱导的肿瘤反应显著且持久（Herter-Sprie 等，2016）。

尽管支持放疗联合免疫检查点抑制剂作为常规临床应用的数据仍然有限，但该联合治疗正在研究中。对接受放疗联合伊匹单抗治疗黑色素瘤患者的研究发现，联合治疗并没有增加免疫相关不良反应风险，但也没有观察到生存获益（Barker 等，2013）。再次分析 KEYNOTE 001 的 I 期临床研究（Shaverdian 等，2017）发现放疗后接受派姆单抗治疗的 NSCLC 患者的生存率高于那些派姆单抗治疗前未接受过放疗的患者，这表明放疗联合免疫治疗有潜在治疗作用。度伐单抗是一种抗 PD-L1 抗体，最近在 PACIFIC 的 III 期随机临床试验中，对明确接受放、化疗的 III 期非小细胞肺癌患者进行了度伐单抗临床试验（NCT02125461）（Antonia 等，2017）。共 713 名患者未按 PD-L1 的表达情况，而是按 2:1 的比例随机分为度伐单抗组和安慰剂组。与安慰剂组相比，度伐单抗组无进展中位生存期显著延长（16.8 月 vs 5.6 月）。度伐单抗组的 12 个月无进展生存率为 55.9%，而安慰剂组 12 个月无进展生存率为 35.5%。尽管这项研究取得了令人鼓舞的结果，但为了制订优化的组合策略，仍需要进行进一步的研究以阐明放疗、化疗及免疫疗法相互作用的机制。为了评估放疗联合免疫治疗的疗效，目前包括转移性胃肠道恶性肿瘤（NCT02830594）和转移性乳腺癌的临床试验（NCT02730130）在内的多项临床试验正在进行中。

结论

目前肿瘤免疫治疗的临床前研究和临床研究重心在于通过两种主要方法调节宿主免疫反应——增加免疫系统的肿瘤杀伤能力（例如通过免疫检

查点抑制剂增强 T 细胞功能）和抑制促肿瘤的免疫进程。最近，免疫检查点抑制剂在肿瘤治疗中取得了前所未有的成功，这使肿瘤学和肿瘤研究领域再次焕发活力，但考虑到免疫检查点抑制剂不能使大多数肿瘤患者临床获益，因此制订协同有效提高应答的方案至关重要。化疗、放疗和靶向治疗已被证明可调节宿主的免疫系统，使其更有利于促进免疫检查点抑制剂增强 T 细胞抗肿瘤活性。尽管临床研究表明这些联合治疗有一定的前景，但还需要进一步研究，以阐明确切的免疫调节机制，及制订联合方案、确定用药剂量和明确时间安排等治疗策略。

（曹科 译；彭智 审校）

参考文献

［1］Alizadeh, D., & Larmonier, N. (2014). Chemotherapeutic targeting of cancer-induced immunosuppressive cells. *Cancer Research, 74*, 2663–2668.

［2］Antonia, S. J., Villegas, A., Daniel, D., Vicente, D., Murakami, S., Hui, R., Yokoi, T., Chiappori, A., Lee, K. H., De Wit, M., Cho, B. C., Bourhaba, M., Quantin, X., Tokito, T., Mekhail, T., Planchard, D., Kim, Y. C., Karapetis, C. S., Hiret, S., Ostoros, G., Kubota, K., Gray, J. E., Paz-Ares, L., De Castro Carpeno, J., Wadsworth, C., Melillo, G., Jiang, H., Huang, Y., Dennis, P. A., Ozguroglu, M., & Investigators, P. (2017). Durvalumab after chemoradiotherapy in stage Ⅲ non-small-cell lung cancer. The *New England Journal of Medicine, 377*, 1919–1929.

［3］Barker, C. A., Postow, M. A., Khan, S. A., Beal, K., Parhar, P. K., Yamada, Y., Lee, N. Y., & Wolchok, J. D. (2013). Concurrent radiotherapy and ipilimumab immunotherapy for patients with melanoma. *Cancer Immunology Research, 1*, 92–98.

［4］Barker, H. E., Paget, J. T., Khan, A. A., & Harrington, K. J. (2015). The tumour microenvironment after radiotherapy: Mechanisms of resistance and recurrence. *Nature Reviews. Cancer, 15*, 409–425.

［5］Bunt, S. K., Yang, L., Sinha, P., Clements, V. K., Leips, J., & Ostrand-Rosenberg, S. (2007). Reduced inflammation in the tumor microenvironment delays the accumulation of myeloid-derived suppressor cells and limits tumor progression. *Cancer Research, 67*, 10019–10026.

［6］Camidge, R., Liu, S. V., Powderly, J., Ready, N., Hodi, S., Gettinger, S. N., Giaccone, G., Liu, B., Wallin, J., Funke, R., Waterkamp, D., & Heist, R. (2015). Atezolizumab (MPDL3280A) combined with platinum-based chemotherapy in Non-Small Cell Lung Cancer (NSCLC): A Phase Ⅰb Safety and Efficacy Update. *Journal of Thoracic Oncology, 10*, S176–S177.

［7］Chen, M. L., Yan, B. S., Lu, W. C., Chen, M. H., Yu, S. L., Yang, P. C., & Cheng, A. L.

(2014). Sorafenib relieves cell-intrinsic and cell-extrinsic inhibitions of effector T cells in tumor microenvironment to augment anti-tumor immunity. *International Journal of Cancer, 134*, 319–331.

[8] Cooper, Z. A., Juneja, V. R., Sage, P. T., Frederick, D. T., Piris, A., Mitra, D., Lo, J. A., Hodi, F. S., Freeman, G. J., Bosenberg, M. W., Mcmahon, M., Flaherty, K. T., Fisher, D. E., Sharpe, A. H., & Wargo, J. A. (2014). Response to BRAF inhibition in melanoma is enhanced when combined with immune checkpoint blockade. *Cancer Immunology Research, 2*, 643–654.

[9] Demaria, S., Kawashima, N., Yang, A. M., Devitt, M. L., Babb, J. S., Allison, J. P., & Formenti, S. C. (2005). Immune-mediated inhibition of metastases after treatment with local radiation and CTLA-4 blockade in a mouse model of breast cancer. *Clinical Cancer Research, 11*, 728–734.

[10] Deng, L., Liang, H., Burnette, B., Beckett, M., Darga, T., Weichselbaum, R. R., & Fu, Y. X. (2014). Irradiation and anti-PD-L1 treatment synergistically promote anti-tumor immunity in mice. *The Journal of Clinical Investigation, 124*, 687–695.

[11] Flaherty, K. T., Lee, S. J., Zhao, F., Schuchter, L. M., Flaherty, L., Kefford, R., Atkins, M. B., Leming, P., & Kirkwood, J. M. (2013). Phase Ⅲ trial of carboplatin and paclitaxel with or without sorafenib in metastatic melanoma. *Journal of Clinical Oncology, 31*, 373–379.

[12] Gabrilovich, D. I., & Nagaraj, S. (2009). Myeloid-derived suppressor cells as regulators of the immune system. *Nature Reviews. Immunology, 9*, 162–174.

[13] Gajewski, T. F. (2006). Identifying and overcoming immune resistance mechanisms in the melanoma tumor microenvironment. *Clinical Cancer Research, 12*, 2326s–2330s.

[14] Gajewski, T. F., Meng, Y., Blank, C., Brown, I., Kacha, A., Kline, J., & Harlin, H. (2006). Immune resistance orchestrated by the tumor microenvironment. *Immunological Reviews, 213*, 131–145.

[15] Gameiro, S. R., Ardiani, A., Kwilas, A., & Hodge, J. W. (2014). Radiation-induced survival responses promote immunogenic modulation to enhance immunotherapy in combinatorial regimens. *Oncoimmunology, 3*, e28643.

[16] Ghiringhelli, F., Menard, C., Puig, P. E., Ladoire, S., Roux, S., Martin, F., Solary, E., Le Cesne, A., Zitvogel, L., & Chauffert, B. (2007). Metronomic cyclophosphamide regimen selectively depletes CD4+CD25+ regulatory T cells and restores T and NK effector functions in end stage cancer patients. *Cancer Immunology, Immunotherapy, 56*, 641–648.

[17] Gupta, A., Probst, H. C., Vuong, V., Landshammer, A., Muth, S., Yagita, H., Schwendener, R., Pruschy, M., Knuth, A., & Van Den Broek, M. (2012). Radiotherapy promotes tumor-specific effector CD8+ T cells via dendritic cell activation. *Journal of Immunology, 189*, 558–566.

[18] Haabeth, O. A., Lorvik, K. B., Hammarstrom, C., Donaldson, I. M., Haraldsen, G., Bogen, B., & Corthay, A. (2011). Inflammation driven by tumour-specific Th1 cells protects against B-cell cancer. *Nature Communications, 2*, 240.

[19] Herter-Sprie, G. S., Koyama, S., Korideck, H., Hai, J., Deng, J., Li, Y. Y., Buczkowski, K. A., Grant, A. K., Ullas, S., Rhee, K., Cavanaugh, J. D., Neupane, N. P., Christensen, C. L., Herter, J. M., Makrigiorgos, G. M., Hodi, F. S., Freeman, G. J., Dranoff, G.,

Hammerman, P. S., Kimmelman, A. C., & Wong, K. K. (2016). Synergy of radiotherapy and PD-1 blockade in Kras-mutant lung cancer. *JCI Insight, 1*, e87415.

［20］Hodi, F. S., Lawrence, D., Lezcano, C., Wu, X., Zhou, J., Sasada, T., Zeng, W., Giobbie-Hurder, A., Atkins, M. B., Ibrahim, N., Friedlander, P., Flaherty, K. T., Murphy, G. F., Rodig, S., Velazquez, E. F., Mihm, M. C., Jr., Russell, S., Dipiro, P. J., Yap, J. T., Ramaiya, N., Van Den Abbeele, A. D., Gargano, M., & Mcdermott, D. (2014). Bevacizumab plus ipilimumab in patients with metastatic melanoma. *Cancer Immunology Research, 2*, 632–642.

［21］Huang, J., Wang, L., Cong, Z., Amoozgar, Z., Kiner, E., Xing, D., Orsulic, S., Matulonis, U., & Goldberg, M. S. (2015). The PARP1 inhibitor BMN 673 exhibits immunoregulatory effects in a Brca1(−/−) murine model of ovarian cancer. *Biochemical and Biophysical Research Communications, 463*, 551–556.

［22］Kim, J. Y., Son, Y. O., Park, S. W., Bae, J. H., Chung, J. S., Kim, H. H., Chung, B. S., Kim, S. H., & Kang, C. D. (2006). Increase of NKG2D ligands and sensitivity to NK cell-mediated cytotoxicity of tumor cells by heat shock and ionizing radiation. *Experimental & Molecular Medicine, 38*, 474–484.

［23］Klug, F., Prakash, H., Huber, P. E., Seibel, T., Bender, N., Halama, N., Pfirschke, C., Voss, R. H., Timke, C., Umansky, L., Klapproth, K., Schakel, K., Garbi, N., Jager, D., Weitz, J., Schmitz-Winnenthal, H., Hammerling, G. J., & Beckhove, P. (2013). Low-dose irradiation programs macrophage differentiation to an iNOS(+)/M1 phenotype that orchestrates effective T cell immunotherapy. *Cancer Cell, 24*, 589–602.

［24］Knight, D. A., Ngiow, S. F., Li, M., Parmenter, T., Mok, S., Cass, A., Haynes, N. M., Kinross, K., Yagita, H., Koya, R. C., Graeber, T. G., Ribas, A., Mcarthur, G. A., & Smyth, M. J. (2013). Host immunity contributes to the anti-melanoma activity of BRAF inhibitors. *The Journal of Clinical Investigation, 123*, 1371–1381.

［25］Langer, C. J., Gadgeel, S. M., Borghaei, H., Papadimitrakopoulou, V. A., Patnaik, A., Powell, S. F., Gentzler, R. D., Martins, R. G., Stevenson, J. P., Jalal, S. I., Panwalkar, A., Yang, J. C., Gubens, M., Sequist, L. V., Awad, M. M., Fiore, J., Ge, Y., Raftopoulos, H., Gandhi, L., & Investigators, K. (2016). Carboplatin and pemetrexed with or without pembrolizumab for advanced, non-squamous non-small-cell lung cancer: A randomised, phase 2 cohort of the open-label KEYNOTE-021 study. *The Lancet Oncology, 17*, 1497–1508.

［26］Lee, J. M., Cimino-Mathews, A., Peer, C. J., Zimmer, A., Lipkowitz, S., Annunziata, C. M., Cao, L., Harrell, M. I., Swisher, E., Houston, N., Botesteanu, D. A., Taube, J. M., Thompson, E., Ogurtsova, A., Xu, H. Y., Nguyen, J., Ho, T. W., Figg, W. D., & Kohn, E. C. (2017). Safety and clinical activity of the programmed death-ligand 1 inhibitor durvalumab in combination with Poly (ADP-Ribose) polymerase inhibitor olaparib or vascular endothelial growth factor receptor 1-3 inhibitor cediranib in women's cancers: A dose-escalation, phase I study. *Journal of Clinical Oncology, 35*, 2193–2202.

［27］Manning, E. A., Ullman, J. G., Leatherman, J. M., Asquith, J. M., Hansen, T. R., Armstrong, T. D., Hicklin, D. J., Jaffee, E. M., & Emens, L. A. (2007). A vascular endothelial growth factor receptor-2 inhibitor enhances anti-tumor immunity through an immune-based mechanism. *Clinical Cancer Research, 13*, 3951–3959.

［28］Matsumura, S., Wang, B., Kawashima, N., Braunstein, S., Badura, M., Cameron, T.

O., Babb, J. S., Schneider, R. J., Formenti, S. C., Dustin, M. L., & Demaria, S. (2008). Radiation-induced CXCL16 release by breast cancer cells attracts effector T cells. *Journal of Immunology, 181*, 3099–3107.

[29] Nevala, W. K., Vachon, C. M., Leontovich, A. A., Scott, C. G., Thompson, M. A., Markovic, S. N., & Melanoma Study Group Of The Mayo Clinic Cancer, C. (2009). Evidence of systemic Th2-driven chronic inflammation in patients with metastatic melanoma. *Clinical Cancer Research, 15*, 1931–1939.

[30] Reits, E. A., Hodge, J. W., Herberts, C. A., Groothuis, T. A., Chakraborty, M., Wansley, E. K., Camphausen, K., Luiten, R. M., De Ru, A. H., Neijssen, J., Griekspoor, A., Mesman, E., Verreck, F. A., Spits, H., Schlom, J., Van veelen, P., & Neefjes, J. J. (2006). Radiation modulates the peptide repertoire, enhances MHC class Ⅰ expression, and induces successful anti-tumor immunotherapy. *The Journal of Experimental Medicine, 203*, 1259–1271.

[31] Ribas, A., Hamid, O., Daud, A., Hodi, F. S., Wolchok, J. D., Kefford, R., Joshua, A. M., Patnaik, A., Hwu, W. J., Weber, J. S., Gangadhar, T. C., Hersey, P., Dronca, R., Joseph, R. W., Zarour, H., Chmielowski, B., Lawrence, D. P., Algazi, A., Rizvi, N. A., Hoffner, B., Mateus, C., Gergich, K., Lindia, J. A., Giannotti, M., Li, X. N., Ebbinghaus, S., Kang, S. P., & Robert, C. (2016). Association of pembrolizumab with tumor response and survival among patients with advanced melanoma. *JAMA, 315*, 1600–1609.

[32] Rizvi, N. A., Hellmann, M. D., Brahmer, J. R., Juergens, R. A., Borghaei, H., Gettinger, S., Chow, L. Q., Gerber, D. E., Laurie, S. A., Goldman, J. W., Shepherd, F. A., Chen, A. C., Shen, Y., Nathan, F. E., Harbison, C. T., & Antonia, S. (2016). Nivolumab in combination with platinum-based doublet chemotherapy for first-line treatment of advanced non-small-cell lung cancer. *Journal of Clinical Oncology, 34*, 2969–2979.

[33] Sampson, J. H., Aldape, K. D., Archer, G. E., Coan, A., Desjardins, A., Friedman, A. H., Friedman, H. S., Gilbert, M. R., Herndon, J. E., Mclendon, R. E., Mitchell, D. A., Reardon, D. A., Sawaya, R., Schmittling, R., Shi, W., Vredenburgh, J. J., Bigner, D. D., & Heimberger, A. B. (2011). Greater chemotherapy-induced lymphopenia enhances tumor-specific immune responses that eliminate EGFRv Ⅲ -expressing tumor cells in patients with glioblastoma. *Neuro-Oncology, 13*, 324–333.

[34] Shaverdian, N., Lisberg, A. E., Bornazyan, K., Veruttipong, D., Goldman, J. W., Formenti, S. C., Garon, E. B., & Lee, P. (2017). Previous radiotherapy and the clinical activity and toxicity of pembrolizumab in the treatment of non-small-cell lung cancer: A secondary analysis of the KEYNOTE-001 phase 1 trial. *The Lancet Oncology, 18*, 895–903.

[35] Terme, M., Pernot, S., Marcheteau, E., Sandoval, F., Benhamouda, N., Colussi, O., Dubreuil, O., Carpentier, A. F., Tartour, E., & Taieb, J. (2013). VEGFA-VEGFR pathway blockade inhibits tumor-induced regulatory T-cell proliferation in colorectal cancer. *Cancer Research, 73*, 539–549.

[36] Williams, K. M., Hakim, F. T., & Gress, R. E. (2007). T cell immune reconstitution following lymphodepletion. *Seminars in Immunology, 19*, 318–330.

[37] Wilmott, J. S., Long, G. V., Howle, J. R., Haydu, L. E., Sharma, R. N., Thompson, J. F., Kefford, R. F., Hersey, P., & Scolyer, R. A. (2012). Selective BRAF inhibitors induce marked T-cell infiltration into human metastatic melanoma. *Clinical Cancer Research, 18*, 1386–1394.

[38] Yan, Y., Failing, J., Leontovich, A. A., Block, M. S., Mcwilliams, R. R., Kottschade, L. A., Dronca, R. S., & Markovic, S. (2016). The Mayo Clinic experience in patients with metastatic melanoma who have failed previous pembrolizumab treatment. *ASCO Meeting Abstracts, 34*, e21014.

第8章　其他恶性肿瘤的免疫治疗

Yiyi Yan

乳腺癌

在美国，大约 1/8 的女性一生中会被诊断出侵袭性乳腺癌。2017 年乳腺癌是女性发病率最高（估计 262710 例）、致死率第二（估计 40610 例）的肿瘤（cancer.org）。在过去的几十年里，尽管针对 ER+/HER2+ 乳腺癌的治疗手段有了很明显的发展，但没有新药被批准用来治疗三阴性乳腺癌。目前，针对三阴性乳腺癌这种恶性程度最高的亚型，还是限于传统的细胞毒性化学疗法，而疗效仍比其他亚型差。尽管乳腺癌整体上来说免疫原性相对于其他肿瘤如黑色素瘤弱，但三阴性和 HER2+ 的乳腺癌似乎免疫原性较强。这些乳腺癌亚型的肿瘤微环境中存在较高水平的肿瘤浸润淋巴细胞（TILs），包括 T 细胞和 B 细胞。研究表明，TILs 的水平与肿瘤预后和对新辅助治疗及辅助化疗的应答相关（Salgado 等，2015；Denkert 等，2010；Ali 等，2014）。

不同乳腺癌亚型 PD-L1 的表达水平有很高的异质性，这与乳腺癌的临床病理特征如淋巴细胞浸润、侵袭亚型和不良预后有关。然而由于检测方法和检测平台的不同尚未得出一致的结论 (Sabatier 等 2015;Ali 等 2015)。这些结果促使临床研究者进一步探究免疫治疗对转移性乳腺癌的作用。

PD-1 和 PD-L1 抑制剂（派姆单抗、阿特珠单抗和阿维鲁单抗）的安全性和抗肿瘤活性在多项临床试验中都得到了验证。KEYNOTE 012 研究（NCT01848834）是针对三阴性乳腺癌的非随机 Ib 试验，用于研究派姆单抗的治疗效果（Nanda 等，2016）。用免疫组化的方法对乳腺癌组织中乳腺癌细胞进行 PD-L1 染色（58.6% 筛选的患者选用存档的肿瘤组织），PD-L1 表达 ≥ 1% 的患者每 2 周按 10mg/kg 注射派姆单抗。在入组前，所有患者至少接受过一线治疗。派姆单抗表现出很好的耐受性，客观缓解率达到 18.5%，疾病控制率为 25.9%，中位应答时间为 17.9 周。6 个月无进展生存率为 24.4%，中位总生存期大于 11 个月。该试验初步证实了派姆单抗在乳腺癌治疗中的临床安全性和临床活性。另有一项针对晚期三阴性乳腺癌应用派姆单抗单药治疗的 II 期临床试验（NCT02447003）正在进行中。在这项研究中，队列 A 包含经过治疗的转移性三阴性乳腺癌，且不考虑 PD-L1 的表达状态。在 170 例患者中，有 61.8% 患者 PD-L1 阳性，37.6% 患者 PD-L1 阴性，还有 0.6% 患者 PD-L1 表达状态未知。经过 10.9 个月的中位随访期，客观缓解率为 4.7%，疾病控制率为 7.6%。有趣的是，PD-L1 阳性的患者和 PD-L1 阴性的患者在应答率上并没有差异。到数据统计时间截点，完全或部分缓解的患者都存活着。6 个月的无进展生存率和总生存率分别是 12% 和 69%。研究派姆单抗对 ER+/HER2- 且 PD-L1 阳性乳腺癌患者的疗效 KEYNOTE 028（NCT02054806），报告的总应答率为 12%，且耐受安全性良好。

此外，还有一项将派姆单抗置于新辅助治疗节点的研究 I-SPY 2，这是一项适应性随机、对照、多中心试验，旨在初发诊断局部进展期乳腺癌患者中评价派姆单抗的新辅助治疗价值。该研究的主要研究终点是病理学完全应答（即乳腺或淋巴结上均没有残留的侵袭性肿瘤细胞）。这项研究包括有高复发风险的所有乳腺癌亚型（基于前期肿瘤特性）。受试者被随机分配到包含或不包含派姆单抗的标准化疗组中。在三阴性乳腺癌患者中，加入派姆单抗后已预计的病理性完全反应率提高了 3 倍，由 20% 提高到 60%。有趣的是，在 ER+/HER2- 的乳腺癌患者中（传统认为该型乳腺癌免疫原性较低），加入派姆单抗后已预计的病理性完全缓解率绝对值增加了 21%。

阿特珠单抗也被应用于既往接受过多重治疗的三阴性乳腺癌的 I 期临床试验中（NCT01375842）（Emens 等，2015）。采用 3 周 1 个疗程的方案，阿特珠单抗表现出可接受的不良反应和 24% 的客观缓解率，在 PD-L1 阳性的患者中 24 周无进展生存率达 33%。Ib 试验 JAVELIN（NCT01772004）研究 PD-L1 抑制剂阿维鲁单抗（Dirix 等，2016）。经过治疗的转移性乳腺癌患者，无论 ER/PR/HER2 及 PD-L1 是何表达状态均可以入组。与派姆单抗和阿特珠单抗的研究相比，该研究中 57 位三阴性乳腺癌患者的客观缓解率较低（8.8%，95%CI 2.9~9.3），在非三阴性乳腺癌人群中，72 人中只有 2 人存在客观缓解。

以上这些研究为免疫检查点抑制剂在进展期尤其是转移性三阴性乳腺癌中的抗肿瘤活性提供了临床证据。但是，还需要进一步研究生物标志物的检测和优化治疗反应的选择。

为更好地提高临床疗效，其他的治疗策略也正在研究当中。研究者设计各种临床试验来评估免疫治疗联合化疗或生物制剂［如 PembroPlus（NCT02331251），KEYNOTE 162（NCT02657889）］，或者应用于早期或术前环节（NCT02957968）的安全性和有效性。

（周 娜 译；殷保兵 审校）

胃肠道肿瘤

胃肠道肿瘤仍然是世界范围内最常见的肿瘤，尽管采取了多种筛查方法和治疗模式，但这类肿瘤的发病率和死亡率仍在持续增加。对于晚期胃肠道肿瘤，采用检查点抑制剂的现代免疫治疗进展为改善治疗效果提供了一次特别的机会。用分子标志物（如 PD-L1 表达）预测免疫治疗获益的问题一直在演变。本节将简要回顾近期免疫检查点抑制剂在治疗食管癌、胃癌（包括胃食管结合部）、结直肠癌、肝胆肿瘤和胰腺癌中的作用。

食管癌

食管癌在全球肿瘤相关死因中位居第六位（Ferlay，2015），是研究较少的恶性肿瘤之一。数十年来，多学科治疗（外科和放疗）和化疗是标准的治疗方法。幸运的是，肿瘤免疫治疗的发展正在改变其治疗现状。遗传学和免疫学研究发现，食管癌某些有意义的特点使应用免疫检查点治疗具有了可行性。有报告显示食管癌携带高频率的体细胞突变，这被认为与抗 PD-1 单抗治疗获得更好的临床反应相关（Segal 等，2008；Lawrence 等，2013；Rizvi 等，2015）。此外，在超过 40% 的食管癌样本中发现有 PD-1 配体的过表达（Ohigashi 等，2005）。

派姆单抗（Pembrolizumab）是一种抗 PD-1 单克隆抗体，已在表达PD-L1 的晚期食管癌患者中进行了多项临床试验。在前述纳入肿瘤 PD-L1 表达 >1% 患者的 Ib 期 KEYNOTE 012（NCT01848834）临床试验中（Doi 等，2015），23 例经治的食管癌患者接受派姆单抗治疗。客观缓解率为 30.4%（腺癌客观缓解率为 40.0%，鳞状细胞癌为 29.4%），疾病稳定率为 13%，6 个月和 12 个月的无进展生存率分别为 30.4% 和 21.7%，提示派姆单抗对 PD-L1 阳性的晚期食管癌有明显的治疗活性。在晚期食管癌患者，另一种 PD-1 抑制剂纳武单抗（Nivolumab）也得到了研究。一项单臂的多中心 II 期临床研究（Kudo 等，2017）纳入 65 例（组织学为鳞状细胞癌、腺鳞癌和腺癌）既往化疗失败的患者，接受每 2 周 1 次的纳武单抗治疗，重要的是，该研究没有根据肿瘤 PD-L1 的表达水平来筛选患者。17%（95%CI 10~28）的患者观察到客观缓解，毒性可控。这些结果说明，在化疗失败的食管癌患者中，PD-1 抑制是有潜力的治疗策略，但 PD-L1 检测在选择患者方面的作用需要进一步研究。多项大型 III 期临床研究正在进行中，以确认抗 PD-1 单抗对晚期复发食管癌的治疗作用，试验药物有纳武单抗（NCT02569242）和派姆单抗（NCT02564263）。

单用 PD-1 抑制剂的临床疗效和持续时间仍然有限。为了改善疗效，正对食管癌中的联合治疗策略进行研究，包括免疫治疗的联合、免疫治疗联合放疗，以及免疫治疗联合化疗。PD-1 抑制剂联合抗 CTLA-4 抑制剂（伊匹单抗）在转移性恶性黑色素瘤患者中缓解率更高。这个结果引发了将这两个药物组合用于其他实体瘤的多项临床试验，包括食管癌（UMIN00002148）。放射治疗是食管癌治疗的基础，包括围手术期放疗和姑息性放疗。基于放疗的免疫调节效应，针对免疫检查点抑制剂联合放疗开展了多项试验研究。在转移性食管癌中目前正进行派姆单抗联合放疗的试验（NCT02642809，NCT02830594）。前述 PembroPlus 研究中派姆单抗联合化疗，也包括了晚期食管癌患者。目前正在进行的临床研究结果未来将改变食管癌的临床治疗模式。

胃和胃食管结合部癌

胃癌特别是 EB 病毒阳性和微卫星不稳定亚型患者中已检测到 PD-L1 过表达（Derks 等，2016），这些患者往往瘤体大、淋巴结转移且预后不良（Zhang 等，2016；Liu 等，2016）。KEYNOTE 012 试验纳入了 PD-L1 表达 ≥ 1% 的复发或转移性胃或胃食管结合部（GEJ）腺癌患者，用派姆单抗治疗（Muro 等，2016）。在 39 名入组患者中，36 例可评价疾病疗效。

中心评价的客观缓解率为 22％（95％CI 10~39），中位缓解持续时间为 24 周（范围 8+~33+）。在 II 期 KEYNOTE 059（NCT02335411）临床试验中（Charles S. Fuchs 等，2017）中，259 名至少二线化疗进展的晚期胃癌或胃食管结合部癌的患者，采用派姆单抗治疗。共 143 例患者肿瘤 PD-L1 阳性（≥ 1％），在 PD-L1 阳性队列中客观缓解率为 13.3％，完全缓解率为 1.4％，部分缓解率为 11.9％。FDA 最近批准可瑞达（Keytruda）用于治疗 PD-L1 表达阳性的局部复发晚期或转移性胃癌和 GEJ 癌。

纳武单抗是另一种 PD-1 抑制剂，在晚期胃癌和 GEJ 癌中已显示出改善疗效。在一项 III 期临床研究中，共纳入 493 例（亚洲，不经 PD-L1 表达选择）对既往化疗失败的患者接受纳武单抗或安慰剂治疗（Kang 等，2017）。初步结果显示纳武单抗组中位总生存期为 5.3 个月，安慰剂组为 4.14 个月。6 个月和 12 个月的总生存率两组分别为 46.4% vs 34.7%，26.6% vs 10.9%，客观缓解率纳武单抗组为 11.2%，安慰剂组为 0。近期在 CheckMate 032 研究中评价了纳武单抗在西方人群的临床获益，纳入 160 例复治的食管、胃和 GEJ 癌（24% 肿瘤 PD-L1 阳性）患者。59 例接受纳武单抗（3mg/kg）治疗患者，客观缓解率为 12%（PD-L1 阳性人群为 19%），中位缓解持续时间为 7.1 个月。

免疫检查点抑制剂联合其他治疗的临床试验也正在进行中。复发或转移性胃或 GEJ 癌中派姆单抗联合化疗（顺铂加氟尿嘧啶）与单用派姆单抗的对照研究正在进行中（NCT02494583）。临床试验 NCT01928394 对胃癌中纳武单抗联合伊匹单抗（抗 CTLA-4 单抗）的安全性和疗效正在进行评价。

（陈治宇 译；殷保兵 审校）

肝胆肿瘤

肝细胞肝癌（以下简称肝癌），是最常见的肝原发性恶性肿瘤。它常常在病毒性肝炎与肝硬化等肝脏慢性疾病的背景下发生，预后较差。肝癌的治疗方式包括根治性手术切除、肝移植和局部治疗。全身性治疗，包括化疗、分子靶向治疗和激素治疗等效果非常有限。目前肝癌中的免疫调节通路已经被广泛研究。有报道显示，PD-L1 在肝癌的肿瘤细胞和周围免疫细胞中高表达，并且 PD-L1 的高表达与临床进展特征和生存率差有关（Wang 等，2011；Gao 等，2009），提示 PD-1 抑制疗法在肝细胞肝癌中具有潜在的抗肿瘤免疫的治疗作用。

CheckMate 040 是一项 I 期、II 期临床试验，用于评估纳武单抗（Nivolumab）在进展期晚期肝癌（有或无 HCV/HBV 感染）或索拉菲尼不耐受患者中的作用（El-Khoueiry 等，2017）。这项试验包括一个剂量递增队列（48 名患者）和一个扩增队列（214 名患者）。在剂量爬坡阶段，未达到最大耐受剂量（每 2 周 0.1~10mg/kg），耐受性和安全性均可接受。在剂量扩增阶段，接受 3mg/kg 纳武单抗治疗的患者，研究报告客观缓解率为 20%（95%CI 15~26），9 个月总生存期为 74%，中位缓解持续时间达 9.9 个月。此外，在未经索拉菲尼（Sorafenib）和索拉菲尼治疗过的患者中均观察到持久获益，客观缓解率分别为 23% 和 16%（Crocenzi 等，2017）。上述研究结果为今后奠定免疫检查点抑制剂在治疗肝癌中作用提供了强有力的证据支持。目前，纳武单抗已被 FDA 批准用于曾接受过索拉菲尼治疗的肝癌患者。最近，一项针对接受过全身治疗的进展期肝癌患者，对比派姆单抗与最佳支持治疗的III期临床研究正在进行中（KEYNOTE 240, NCT02702401）。

为了延长总生存期，目前在探索肝癌的联合治疗。例如，CheckMate 040（NCT01658878）正在开展的一项临床研究，旨在评估纳武单抗联合伊匹单抗的治疗效果。此外，派姆单抗联合酪氨酸激酶抑制剂乐伐替尼（Lenvatinib）的 I 期临床试验也在进行中（NCT03006926）。

胆管癌是来源于胆管上皮细胞的肿瘤。患者往往在就诊时候已处进展期，临床病死率高。全身化疗是针对不可切除且全身状态较好患者的标准治疗，但是它的生存获益很有限。鉴于 PD-L1 在胆管癌中表达增高并和预后差有关（Gani 等，2016），最近在胆管癌患者中也同样开展了抗 PD-1 抗体的临床研究。在 KEYNOTE 028 的临床研究中，24 名 PD-L1 表达阳性的胆管癌患者接受了派姆单抗治疗，客观缓解率报道为 17%（Bang 等，2015）。

（朱文伟 译；殷保兵 审校）

胰腺癌

尽管最近胰腺癌发病的生物学机制研究取得了进展，胰腺癌仍然是一种具有侵袭性的致命疾病。虽然手术切除有治愈的机会，但大多数患者（>80%）在诊断时就已经处于无法切除的局部晚期阶段或出现了转移。胰腺癌的免疫抑制性肿瘤微环境造成其极差的治疗反应，也是治疗手段发展的障碍之一。

多个针对晚期胰腺癌的临床试验已经对免疫检查点抑制剂进行了试验。在一项 II 期临床研究中（Royal，2010），27 名患者接受伊匹单抗治疗，未观察到有客观缓解者。在另一项 I 期临床研究中（Brahmer，2012），14 名接受 MDX1105-11（PD-L1 抑制剂）治疗的胰腺癌患者，没有人表现出客观缓解。最近开展的一项早期研究（NCT01693562）主要针对度伐单抗（PD-L1 抑制剂）在多种实体瘤中的安全性和有效性，其中包括 29 例胰腺癌患者（Segal，2014）。客观缓解率为 7%，12 周的疾病控制率（DCR）为 21%。目前正在进行 II 期临床研究以进一步测试度伐单抗（NCT 02558894）的功效。虽然随后的一项研究表明度伐单抗具有抗胰腺癌活性，但多项免疫检查点抑制剂治疗胰腺癌的研究结果令人沮丧，度伐单抗的疗效需要进一步进行临床前和临床研究。设计合适的可以克服胰腺癌免疫抑制的肿瘤微环境的联合治疗方案，可能是改善胰腺癌免疫疗法效果的一个关键点。例如，鉴于其免疫调节作用，最近在胰腺癌中测试了酪氨酸激酶抑制剂 Acalabrutinib 与派姆单抗的联合使用（NCT02362048）（Overman，2016）。

（秦　毅 译；殷保兵 审校）

结直肠癌

转移性结直肠癌（metastatic colorectal cancer，mCRC）在美国的发病率和死亡率都非常高。25%~30% 新诊断的 CRC 患者确诊时即有证据表明出现转移。在过去的十年中，在系统性治疗基础上联合生物靶向治疗使该病结局得到了显著改善。然而，治疗的耐药性仍是临床挑战。在 mCRC 中，为进一步改善治疗效果，对免疫治疗策略亦进行了探索。

15%~20% 散发性 CRC 和林奇综合征患者中存在 DNA 错配修复

缺陷（deficient DNA mismatch repair，dMMR），相比 MMR 表达正常（proficientMMR，pMMR）者，前者可导致更高水平的 DNA 复制错误和 DNA 微卫星不稳定（microsatellite instability，MSI）。这类肿瘤往往携带更高的突变负荷，产生更多的新生抗原，提呈至肿瘤特异性 T 细胞以靶向性杀灭肿瘤细胞。免疫检查点抑制剂能够激发 T 细胞的功能并且潜在提高抗肿瘤效应。多项临床试验已经证实在 mCRC 患者一个亚群中 PD-1 抑制剂有确切疗效。

有一项 Ⅱ 期临床研究评价了抗 PD-1 抗体派姆单抗在 28 例 dMMR，和 25 例 pMMR 的 mCRC 患者中的临床疗效（Le 等，2016），客观缓解率 dMMR 组为 50%，pMMR 组为 0；疾病控制率 dMMR 组为 89%，pMMR 组为 16%。在 dMMR 患者中，24 个月的总生存率和无进展生存率分别为 66% 和 61%。和其他报告派姆单药的临床研究相比，毒性相当。这些研究数据导致了 FDA 加速批准派姆单抗用于晚期常规化疗失败的高度 DNA 微卫星不稳定或 dMMR 的 mCRC。

一项 Ⅱ 期临床试验对纳武单抗在 dMMR mCRC 的疗效进行了临床验证（Overman 等，2017）。74 例接受纳武单抗 3mg/kg、每 2 周单药治疗 1 次的患者中，客观缓解率为 31%，在中位随访 12 个月时，未达到中位缓解持续时间。而且，肿瘤缓解和 *BRAF* 或 *KRAS* 突变状态无关。

尽管结果令人鼓舞，但抗 PD-1 单抗在 MMR 表达正常和微卫星稳定（microsatellite stable，MSS）的 mCRC 患者中，有效率非常低，而 mCRC 中的绝大部分患者都是如此。后续的临床试验设计应该验证在 pMMR 和 MSS 的 mCRC 患者中的联合治疗策略。近期的一项 Ⅰ 期临床试验对抗 PD-L1 抑制剂阿特珠单抗联合 MEK 激酶抑制剂考比替尼进行了研究（Bendell 等，2016），共有 23 例患者，其中 22 例为 *KRAS* 突变。初步结果表明客观缓解率为 17%（23 例患者中的 4 例），在这 4 例中 3 例肿瘤为 pMMR。这项研究为在 MSS 的 mCRC 患者中采用替代免疫治疗策略提供了进一步研究的证据支持。

肛管鳞状细胞癌（squamous cell carcinoma，SCC）常和人乳头瘤病毒（human papilloma virus，HPV）感染相关，其他情况例如免疫抑制也是已知的危险因素（Palefsky 等，2011）。近期的试验考察了 PD-1 抑制对肛管 SCC 的潜在治疗作用。一项 II 期临床研究（NCT02314169）（Morris 等，2017）对共 37 例 HPV 阳性的 SCC 患者用纳武单抗治疗，24% 的患者获得缓解，中位总生存期和无进展生存期分别为 11.5 个月和 4.1 个月。

（陈治宇 译；殷保兵 审校）

头颈部肿瘤

头颈鳞状细胞癌（head and neck squamous cell carcinoma，HNSCC）是世界上第六常见的恶性肿瘤。已知的危险因素除了烟草和酒精外，HPV 病毒也与头颈鳞状细胞癌的一种亚型的临床特征有关，包括较好的应答率以及预后。尽管在过去的几十年中，多种模式的治疗策略都有所发展，但复发和转移头颈鳞状细胞癌患者的预后和总生存期仍然很差，这说明发展包括免疫治疗在内的新治疗策略的必要性。

派姆单抗在头颈鳞状细胞癌治疗中的有效性已经在多项临床试验中得到验证，鉴于此，FDA 批准将其用于铂类耐药的转移或复发头颈鳞状细胞癌。在 KEYNOTE 012 扩展队列研究中，132 位受试者不考虑 PD-L1 或 HPV 的表达状态，接受每 3 周注射 1 次派姆单抗的治疗。客观缓解率是18% 且并没有达到中位持续响应时间。6 个月无进展生存率是 23%，6 个月总生存率是 59%。在 KEYNOTE 055 研究中，171 位铂类和西妥昔单抗耐药的头颈鳞状细胞癌患者接受了派姆单抗治疗。该研究的客观缓解率是16%，中位持续响应时间为 8 个月。中位无进展生存期是 2.1 个月，中位总生存期是 8 个月。其中 82% 患者 PD-L1 阳性，22% 的患者 HPV 阳性。有趣的是，在不同 HPV 和 PD-L1 亚组中应答率相似。关于派姆单抗的 III 期临床研究目前正在开展中（NCT 02252042）。

CheckMate141 III 期临床试验将受试者随机分配到纳武单抗组和研究者选定的单药治疗组两组中（Ferris 等，2016）。共 361 位铂类耐药的复发或转移性头颈鳞状细胞癌患者入组，中位随访期是 5.1 个月。从整个研究人群看，与研究者选定的单药治疗组相比，纳武单抗组的总生存期显著延长（中位数 7.5 个月 vs 5.1 个月），该组客观缓解率也是增加的（13.3% vs

5.8%)。PD-L1 阳性（≥ 1%）患者，纳武单抗能显著改善总生存期（8.7 个月 vs 4.6 个月），但 PD-L1 表达 <1% 的患者总生存期并没有改善。此外，纳武单抗显著延长 HPV 阳性患者的总生存期，而 HPV 阴性患者并未延长。基于这些结果，纳武单抗被 FDA 批准上市。

尽管上述临床研究获得了令人振奋的结果，但大多数患者并没有从抗 PD-1 单药治疗中获益，仍需要制订可替代的免疫治疗策略来改善总体结果。目前，有多个评估联合方法的临床试验在设计和进行中。例如，在一项前期经过治疗的复发或转移性头颈鳞状细胞癌患者Ⅲ期临床试验（NCT 02369874）中，评估 PD-L1 抑制剂度伐单抗单独或联合 CTLA-4 抑制剂替西木单抗（Tremelimumab）对比化疗的疗效。度伐单抗单药或与替西木单抗联用也在复发或转移头颈鳞状细胞癌的Ⅲ期临床试验 KESTREL（NCT02551159）中用于一线治疗。度伐单抗单药在 PD-L1 阳性头颈鳞状细胞癌治疗中的抗肿瘤活性也在早期研究中得到证实（Fury 等，2014；Segal 等，2016）。

（周　娜 译；殷保兵 审校）

其他实体肿瘤

肿瘤免疫治疗的快速发展和有前景的临床研究结果促使 FDA 批准了免疫检查点抑制剂上市，这些治疗策略已被积极研究并扩展到多种其他类型的恶性肿瘤。虽然这些结果大部分在进一步的临床试验中尚未得到证实，但这些新型药物正在迅速改变肿瘤治疗的格局。

多数 FDA 批准的免疫检查点抑制剂的适应证已经在本书的其他章节中详细讨论过。本章将简要回顾一下它们在妇科恶性肿瘤和梅克尔细胞癌中的作用，最近临床试验对这些肿瘤进行了研究。免疫检查点抑制剂在许多实体瘤中的应用仍在临床研究中，这些药物只有通过临床试验才能被批准上市。由于免疫疗法的快速发展和临床试验的结果不断被报道，在此，我们无法对所有类型肿瘤的所有试验及结果进行回顾。对于最新列表，我们给读者推荐网址 https://clinicaltrials.gov 以获取更多信息。在制订个性化治疗策略之前，强烈建议患者和肿瘤医生开诚布公地讨论，以便探索临床研究和正在进行的临床试验的最新结果。

复发和转移与女性妇科肿瘤的高发病率和死亡率相关。最近已有免疫检查点抑制剂适用于治疗宫颈癌、卵巢癌和子宫内膜癌，但它们都没有获得 FDA 的批准。

虽然接种 HPV 疫苗能预防宫颈癌，但复发或晚期疾病的可用治疗方案非常有限。在 KEYNOTE 028 研究中，用派姆单抗（抗 PD-1 抗体）治疗 PD-L1 阳性的晚期宫颈癌患者。在 24 名接受治疗的患者中，客观缓解率为 12.5%（Frenel，2016）。随后的 Ⅱ 期临床试验 KEYNOTE 158 中，初步结果显示客观缓解率为 17%，本项研究纳入的宫颈癌患者均为之前接受过治疗并对 PD-L1 表达无选择性者（Schellens，2017）。

晚期子宫内膜癌预后不良，传统上用化学疗法治疗。在约 20% 的子宫内膜癌患者中发现了 DNA 错配修复缺陷（dMMR）及由此产生的 DNA 微卫星不稳定（MSI）状态（见转移性结直肠癌内容），这表明免疫治疗在该型肿瘤中的潜在作用。在一项最近报道的 Ⅱ 期临床试验中，派姆单抗在具有高微卫星不稳定性的非结直肠恶性肿瘤获得了 71% 的客观缓解率，其中包括 2 名子宫内膜癌（一名部分缓解，一名完全缓解）（Le，2015）。在 KEYNOTE 028 研究中，研究者也测试了派姆单抗在 PD-L1 阳性的子宫内膜癌患者中的安全性和抗肿瘤活性（Ott，2017）。24 名接受治疗的患者中 3 名获得了部分缓解，3 名病情稳定。有多项研究在探索联合疗法的作用，包括联合化学疗法（例如，用派姆单抗联合化疗的 NCT02549209 和 NCT02331251）和免疫疗法（NCT02982486）。

对铂类耐药的晚期卵巢癌患者，PD-L1（阿维鲁单抗）和 PD-1（纳武单抗和派姆单抗）抗体已通过早期临床试验（Disis，2016）。在 NCT01772004 中，阿维鲁单抗的客观缓解率为 9.7%。在一项使用派姆单抗的研究中（NCT02054806）（Varga，2015），PD-L1 阳性患者的客观缓解率为 11.5%。在一项针对 20 名患者的研究中，纳武单抗的客观缓解率达到 15%（Hamanishi，2015）。鉴于单个 PD-1 / PD-L1 抑制剂的低反应率，目前正在进行的临床试验主要是研究免疫疗法联合分子靶向疗法、化学疗法及免疫治疗的安全性和有效性。例如，奥拉帕尼是一种获批用于治疗复发或转移性卵巢癌的聚腺苷二磷酸核糖聚合酶（PARP）抑制剂，已与度伐单抗（PD-L1 抗体）联合用于 *BRCA* 突变患者。该试验的初步结果表明客观缓解率为 17％，疾病控制率高达 83％（Lee，2017）。临床试验（NCT02440425，NCT02608684）正研究派姆单抗联合化疗（例如紫杉醇、吉西他滨和顺铂）的应用。阿维鲁单抗联合盐酸多柔比星脂质体正在 NCT02580058 中进行测试。CheckMate032 试验（NCT01928394）正在研究纳武单抗联合伊匹单抗的疗效。

梅克尔细胞癌（Merkel cell carcinoma，MCC）是一种侵袭性皮肤恶性肿瘤，具有复发和转移的倾向。该病罕见，尽管细胞毒性化学疗法已成为标准治疗方法多年，但针对建立转移性 MCC 的有效治疗方案的随机临床试验报道很少。最近，免疫检查点抑制剂被证明是一种潜在的治疗选择。基于 Ⅱ 期临床试验 JAVELIN 200，阿维鲁单抗最近获得 FDA 批准，用于之前已经接受过其他治疗的转移性 MCC。共有 88 名患者参加了这项研究，28 名患者有客观缓解，包括 8 名完全缓解。6 个月的无进展生存率和总生存率分别为 40％和 69％，表明具有持久的缓解作用。在 17％的患者中观察到输注相关反应；幸运的是，这些都是低级别反应并且通过支持措施可以轻松控制（Kaufman，2016）。此外，该治疗的耐受性也很好。据报道，在一项 Ⅱ 期临床试验中，派姆单抗可有效治疗晚期 MCC（Nghiem，2016）。共有 26 名既往未接受过系统治疗的患者进入试验，客观缓解率为 56％，6 个月无进展生存率为 67％，表明其在一线治疗中的潜在作用。

（秦　毅 译；殷保兵 审校）

预测疗效的生物标志物

肿瘤免疫疗法领域的主要挑战之一是开发可靠的预测疗效和预后的标志物，这将有助于更好地筛选目标获益人群，并能早期预测疾病对药物的反应性。目前，已经研究了几种候选生物标志物，包括 PD-L1 表达水平和微卫星不稳定性（MSI）/ 错配修复缺陷（dMMR）。

  将 PD-L 表达水平作为潜在生物标志物的应用和局限性已在第 4 章中讨论过。在一部分研究中，其表达水平与 PD-1/PD-L1 抗体具有更好的临床反应有关。例如，在 2012 年报道的一项研究中，旨在评估纳武单抗（Nivolumab）在晚期实体瘤，包括黑色素瘤、肺癌和结直肠癌患者中的作用。在该研究中，9/25PD-L1 表达阳性的患者对治疗有反应，而 PD-L1 阴性肿瘤患者均对治疗没有反应（0/17）（Topalian，2012）。然而，在其他研究中，PD-L1 阴性肿瘤患者也同样表现出对 PD-1 抗体治疗的反应（Weber 2015; Brahmer2015）。这些不一致的结果表明，PD-L1 表达水平作为免疫和治疗反应的替代物和预测因子并不理想，其临床作用仍在研究中并存在争论。肿瘤活检组织中 PD-L1 表达水平远远不能代表如此高度复杂、动态和异质的肿瘤微环境。此外，关于 PD-L1 的检测方法、临床实践中使用的平台以及不同测试之间的一致性仍需要在不同类型肿瘤中进一步验证。因此，不能仅用肿瘤 PD-L1 表达水平来确定晚期肿瘤患者是否应接受免疫治疗。

  正如之前在结直肠癌中所讨论的，临床前研究已经证明，有 DNA 错配修复缺陷（dMMR）的肿瘤具有更高水平的微卫星不稳定性，因此具有更高的突变负荷，从而导致更多的肿瘤新抗原被肿瘤特异性 T 细胞识别，进而发挥抗肿瘤活性作用。据报道，dMMR 或 MSI-H 微卫星不稳定性（高度）的发生频率在散发性 CRC 中约为 15%~20%，胃癌中为 8%~16%，子宫内膜癌中为 25%（An，2012; Howitt，2015）。最近的一项临床研究确定了将 dMMR / MSI-H 作为 PD-1 抑制剂临床应答与否的生物标志物。该研究纳入了 12 种具有不同类型 dMMR 的实体瘤患者，在所有 86 例接受派姆单抗（Pembrolizumab）治疗的患者中，53% 有客观反应，21% 达到完全缓解（Lee，2017）。基于 149 例 dMMR 或 MSI-H 肿瘤患者接受 5 个单臂 KEYNOTE 试验（KEYNOTE 016、164、012、028 和 158）的临床数据，FDA 最近加速批准了将派姆单抗用于无法切除或转移性 dMMR 或 MSI-H 实体瘤的成人和儿童患者，这些患者均在治疗后出现进展，且没有令人满意的替代治疗方案。研究结果客观缓解率为 39.6%，其中 7.4% 具有完全响应，78% 持续缓解超过 6 个月。这是目前 FDA 批准的第一个基于生物标志物而非肿瘤类型的治疗方案。

结论

免疫检查点抑制剂正在迅速改变肿瘤的治疗模式。针对各种类型恶性肿瘤设计更有效、更个性化的治疗方案需要进行持续的研究。此外，识别治疗受益的患者，开发可靠的生物标志物以及最大限度减少治疗毒副反应，仍然将是研究的焦点。

（朱文伟 译；殷保兵 审校）

参考文献

［1］Ali, H. R., Provenzano, E., Dawson, S. J., Blows, F. M., Liu, B., Shah, M., Earl, H. M., Poole, C. J., Hiller, L., Dunn, J. A., Bowden, S. J., Twelves, C., Bartlett, J. M., Mahmoud, S. M., Rakha, E., Ellis, I. O., Liu, S., Gao, D., Nielsen, T. O., Pharoah, P. D., & Caldas, C. (2014). Association between CD8$^+$ T-cell infiltration and breast cancer survival in 12,439 patients. *Annals of Oncology, 25*, 1536–1543.

［2］Ali, H. R., Glont, S. E., Blows, F. M., Provenzano, E., Dawson, S. J., Liu, B., Hiller, L., Dunn, J., Poole, C. J., Bowden, S., Earl, H. M., Pharoah, P. D., & Caldas, C. (2015). PD-L1 protein expression in breast cancer is rare, enriched in basal-like tumours and associated with infiltrating lymphocytes. *Annals of Oncology, 26*, 1488–1493.

［3］An, J. Y., Kim, H., Cheong, J. H., Hyung, W. J., Kim, H., & Noh, S. H. (2012). Microsatellite instability in sporadic gastric cancer: Its prognostic role and guidance for 5-FU based chemotherapy after R0 resection. *International Journal of Cancer, 131*, 505–511.

［4］Bang, Y. J., Doi, T., De Braud, F., Piha-Paul, S., Hollebecque, A., Razak, A. R. A., Lin, C. C., Ott, P. A., He, A. R., Yuan, S. S., Koshiji, M., Lam, B., & Aggarwal, R. (2015). Safety and efficacy of pembrolizumab (MK-3475) in patients (pts) with advanced biliary tract cancer: Interim results of KEYNOTE-028. *European Journal of Cancer, 51*, S112–S112.

［5］Bendell, J. C., Kim, T. W., Goh, B. C., Wallin, J., Oh, D. Y., Han, S. W., Lee, C. B., Hellmann, M. D., Desai, J., Lewin, J. H., Solomon, B. J., Chow, L. Q. M., Miller, W. H., Gainor, J. F., Flaherty, K., Infante, J. R., Das-Thakur, M., Foster, P., Cha, E., & Bang, Y. J. (2016). Clinical activity and safety of cobimetinib (cobi) and atezolizumab in colorectal cancer (CRC). *Journal of Clinical Oncology, 34*(36), 4307–4453.

［6］Brahmer, J. R., Tykodi, S. S., Chow, L. Q., Hwu, W. J., Topalian, S. L., Hwu, P., Drake, C. G., Camacho, L. H., Kauh, J., Odunsi, K., Pitot, H. C., Hamid, O., Bhatia, S., Martins, R., Eaton, K., Chen, S., Salay, T. M., Alaparthy, S., Grosso, J. F., Korman, A. J., Parker, S. M., Agrawal, S., Goldberg, S. M., Pardoll, D. M., Gupta, A., & Wigginton, J. M. (2012). Safety and activity of anti-PD-L1 antibody in patients with advanced cancer. *The*

New England Journal of Medicine, 366, 2455–2465.

［7］Brahmer, J., Reckamp, K. L., Baas, P., Crino, L., Eberhardt, W. E., Poddubskaya, E., Antonia, S., Pluzanski, A., Vokes, E. E., Holgado, E., Waterhouse, D., Ready, N., Gainor, J., Aren Frontera, O., Havel, L., Steins, M., Garassino, M. C., Aerts, J. G., Domine, M., PAZ-ARES, L., RECK, M., Baudelet, C., Harbison, C. T., Lestini, B., & Spigel, D. R. (2015). Nivolumab versus docetaxel in advanced squamous-cell non-small-cell lung cancer. *The New England Journal of Medicine, 373,* 123–135.

［8］Cancer.Org. (2017). Cancer estimates.

［9］Cancer.Org. *American Cancer Society.*

［10］Crocenzi, T. S., El-Khoueiry, A. B., & Cheung, T. (2017). Nivolumab (nivo) in sorafenib (sor)- naive and -experienced pts with advanced hepatocellular carcinoma (HCC): CheckMate 040 study. *Journal of Clinical Oncology, 35,* 3541–3543.

［11］Denkert, C., Loibl, S., Noske, A., Roller, M., Muller, B. M., Komor, M., Budczies, J., Darb-Esfahani, S., Kronenwett, R., Hanusch, C., Von Torne, C., Weichert, W., Engels, K., Solbach, C., Schrader, I., Dietel, M., & Von Minckwitz, G. (2010). Tumor-associated lymphocytes as an independent predictor of response to neoadjuvant chemotherapy in breast cancer. *Journal of Clinical Oncology, 28,* 105–113.

［12］Derks, S., Liao, X., Chiaravalli, A. M., Xu, X., Camargo, M. C., Solcia, E., Sessa, F., Fleitas, T., Freeman, G. J., Rodig, S. J., Rabkin, C. S., & Bass, A. J. (2016). Abundant PD-L1 expression in epstein-barr virus-infected gastric cancers. *Oncotarget, 7,* 32925–32932.

［13］Dirix, L. Y., Takacs, I., Nikolinakos, P., Jerusalem, G., Arkenau, H. T., Hamilton, E. P., Von Heydebreck, A., Grote, H. J., Chin, K., & Lippman, M. E. (2016). Avelumab (MSB0010718C), an anti-PD-L1 antibody, in patients with locally advanced or metastatic breast cancer: A phase 1b JAVELIN solid tumor trial. *Cancer Research, 76*(4 Supplement), Abstract S1–04.

［14］Disis, M. L., Patel, M. R., Pant, S., Hamilton, E. P., Lockhart, A. C., Kelly, K., Beck, J. T., Gordon, M. S., Weiss, G. J., Taylor, M. H., Chaves, J., Mita, A. C., Chin, K. M., Von Heydebreck, A., Cuillerot, J. M., & Gulley, J. L. (2016). Avelumab (MSB0010718C; anti-PD-L1) in patients with recurrent/refractory ovarian cancer from the JAVELIN Solid Tumor phase Ⅰb trial: Safety and clinical activity. *Journal of Clinical Oncology, 34*(15_suppl), 5533.

［15］Doi, T., Piha-Paul, S. A., Jalal, S. I., Mai-Dang, H., Yuan, S., Koshiji, M., Csiki, I., & Bennouna, J. (2015). Pembrolizumab (MK-3475) for patients (pts) with advanced esophageal carcinoma: Preliminary results from KEYNOTE-028. *Journal of Clinical Oncology, 33*(15_suppl), 4010.

［16］El-Khoueiry, A. B., Sangro, B., Yau, T., Crocenzi, T. S., Kudo, M., Hsu, C., Kim, T. Y., Choo, S. P., Trojan, J., Welling, T. H. R., Meyer, T., Kang, Y. K., Yeo, W., Chopra, A., Anderson, J., Dela Cruz, C., Lang, L., Neely, J., Tang, H., Dastani, H. B., & Melero, I. (2017). Nivolumab in patients with advanced hepatocellular carcinoma (CheckMate 040): An open-label, non-comparative, phase 1/2 dose escalation and expansion trial. *Lancet, 389,* 2492–2502.

［17］Emens, L. A., Braiteh, F., Cassier, P. A., Delord, J. P., Eder, J. P., & Fasso, M. (2015). Inhibition of PD-L1 by MPDL3280A leads to clinical activity in patients with metastatic triple-negative breast cancer (TNBC). *Cancer Research, 75*(15 Supplement), abstract 2859.

[18] Ferlay, J., Soerjomataram, I., Dikshit, R., Eser, S., Mathers, C., Rebelo, M., Parkin, D. M., Forman, D., & Bray, F. (2015). Cancer incidence and mortality worldwide: Sources, methods and major patterns in GLOBOCAN 2012. *International Journal of Cancer, 136*, E359–E386.

[19] Ferris, R. L., Blumenschein, G., Jr., Fayette, J., Guigay, J., Colevas, A. D., Licitra, L., Harrington, K., Kasper, S., Vokes, E. E., Even, C., Worden, F., Saba, N. F., Iglesias Docampo, L. C., Haddad, R., Rordorf, T., Kiyota, N., Tahara, M., Monga, M., Lynch, M., Geese, W. J., Kopit, J., Shaw, J. W., & Gillison, M. L. (2016). Nivolumab for recurrent squamous-cell carcinoma of the head and neck. *The New England Journal of Medicine, 375*, 1856–1867.

[20] Frenel, J. S., Le Tourneau, C., O'neil, B. H., Ott, P. A., Piha-Paul, S. A., Gomez-Roca, C. A., Van Brummelen, E., Rugo, H. S., Thomas, S., Saraf, S., Chen, M., & Varga, A. (2016). Pembrolizumab in patients with advanced cervical squamous cell cancer: Preliminary results from the phase Ib KEYNOTE-028 study. *Journal of Clinical Oncology, 34*(15_suppl), 5515.

[21] Fuchs, C. S., Doi, T., Jang, R. W.-J., Muro, K., Satoh, T., Machado, M., Sun, W., Jalal, S. I., Shah, M. A., Metges, J.-P., Garrido, M., Golan, T., mandala, m., Wainberg, Z. A., Catenacci, D. V. T., Bang, Y.-J., Wang, J., Koshiji, M., Dalal, R. P., & Yoon, H. H. (2017). KEYNOTE-059 cohort 1: Efficacy and safety of pembrolizumab (pembro) monotherapy in patients with previously treated advanced gastric cancer. *ASCO, 35*(31), 3519–3534.

[22] Fury, M.,Butler, M., Ou, S., Balmanoukian, A., et al. (2014). Clinical activity and safety of MEDI4736, an anti-PD-L1 antibody, in head and neck cancer. *ESMO Meeting 2014,* Poster No 988PD.

[23] Gani, F., Nagarajan, N., Kim, Y., Zhu, Q., Luan, L., Bhaijjee, F., Anders, R. A., & Pawlik, T. M. (2016). Program death 1 immune checkpoint and tumor microenvironment: Implications for patients with intrahepatic cholangiocarcinoma. *Annals of Surgical Oncology, 23*, 2610–2617.

[24] Gao, Q., Wang, X. Y., Qiu, S. J., Yamato, I., Sho, M., Nakajima, Y., Zhou, J., Li, B. Z., Shi, Y. H., Xiao, Y. S., Xu, Y., & Fan, J. (2009). Overexpression of PD-L1 significantly associates with tumor aggressiveness and postoperative recurrence in human hepatocellular carcinoma. *Clinical Cancer Research, 15*, 971–979.

[25] Hamanishi, J., Mandai, M., Ikeda, T., Minami, M., Kawaguchi, A., Murayama, T., Kanai, M., Mori, Y., Matsumoto, S., Chikuma, S., Matsumura, N., Abiko, K., Baba, T., Yamaguchi, K., Ueda, A., Hosoe, Y., Morita, S., Yokode, M., Shimizu, A., Honjo, T., & Konishi, I. (2015). Safety and antitumor activity of anti-PD-1 antibody, nivolumab, in patients with platinum-resistant ovarian cancer. *Journal of Clinical Oncology, 33*, 4015–4022.

[26] Howitt, B. E., Shukla, S. A., Sholl, L. M., Ritterhouse, L. L., Watkins, J. C., Rodig, S., Stover, E., Strickland, K. C., D'andrea, A. D., Wu, C. J., Matulonis, U. A., & Konstantinopoulos, P. A. (2015). Association of Polymerase e-Mutated and Microsatellite-Instable Endometrial Cancers with Neoantigen Load, Number of Tumor-

Infiltrating Lymphocytes, and Expression of PD-1 and PD-L1. *JAMA Oncology, 1*, 1319–1323.

［27］Kang, Y.-K., Satoh, T., Ryu, M.-H., Chao, Y., Kato, K., Chung, H. C., Chen, J.-S., Muro, K., Kang, W. K., & Yoshikawa, T. (2017). Nivolumab (ONO-4538/BMS-936558) as salvage treatment after second or later-line chemotherapy for advanced gastric or gastro-esophageal junction cancer (AGC): A double-blinded, randomized, phase Ⅲ trial. *Journal of Clinical Oncology, 35*, 2–2.

［28］Kaufman, H. L., Russell, J., Hamid, O., Bhatia, S., Terheyden, P., D'angelo, S. P., Shih, K. C., Lebbe, C., Linette, G. P., Milella, M., Brownell, I., Lewis, K. D., Lorch, J. H., Chin, K., Mahnke, L., Von Heydebreck, A., Cuillerot, J. M., & Nghiem, P. (2016). Avelumab in patients with chemotherapy-refractory metastatic Merkel cell carcinoma: A multicentre, single-group, open-label, phase 2 trial. *The Lancet Oncology, 17*, 1374–1385.

［29］Kudo, T., Hamamoto, Y., Kato, K., Ura, T., Kojima, T., Tsushima, T., Hironaka, S., Hara, H., Satoh, T., Iwasa, S., Muro, K., Yasui, H., Minashi, K., Yamaguchi, K., Ohtsu, A., Doki, Y., & Kitagawa, Y. (2017). Nivolumab treatment for oesophageal squamous-cell carcinoma: An open-label, multicentre, phase 2 trial. *The Lancet Oncology, 18*, 631–639.

［30］Lawrence, M. S., Stojanov, P., Polak, P., Kryukov, G. V., Cibulskis, K., Sivachenko, A., Carter, S. L., Stewart, C., Mermel, C. H., Roberts, S. A., Kiezun, A., Hammerman, P. S., Mckenna, A., Drier, Y., Zou, L., Ramos, A. H., Pugh, T. J., Stransky, N., Helman, E., Kim, J., Sougnez, C., Ambrogio, L., Nickerson, E., Shefler, E., Cortes, M. L., Auclair, D., Saksena, G., Voet, D., Noble, M., Dicara, D., Lin, P., Lichtenstein, L., Heiman, D. I., Fennell, T., Imielinski, M., Hernandez, B., Hodis, E., Baca, S., Dulak, A. M., Lohr, J., Landau, D. A., Wu, C. J., Melendez-Zajgla, J., Hidalgo-Miranda, A., Koren, A., Mccarroll, S. A., Mora, J., Crompton, B., Onofrio, R., Parkin, M., Winckler, W., Ardlie, K., Gabriel, S. B., Roberts, C. W. M., Biegel, J. A., Stegmaier, K., Bass, A. J., Garraway, L. A., Meyerson, M., Golub, T. R., Gordenin, D. A., Sunyaev, S., Lander, E. S., & Getz, G. (2013). Mutational heterogeneity in cancer and the search for new cancer-associated genes. *Nature, 499*, 214–218.

［31］Le, D. T., Uram, J. N., Wang, H., Bartlett, B. R., Kemberling, H., Eyring, A. D., Skora, A. D., Luber, B. S., Azad, N. S., Laheru, D., Biedrzycki, B., Donehower, R. C., Zaheer, A., Fisher, G. A., Crocenzi, T. S., Lee, J. J., Duffy, S. M., Goldberg, R. M., De La Chapelle, A., Koshiji, M., Bhaijee, F., Huebner, T., Hruban, R. H., Wood, L. D., Cuka, N., Pardoll, D. M., Papadopoulos, N., Kinzler, K. W., Zhou, S., Cornish, T. C., Taube, J. M., Anders, R. A., Eshleman, J. R., Vogelstein, B., & Diaz, L. A., Jr. (2015). PD-1 blockade in tumors with mismatch-repair deficiency. *The New England Journal of Medicine, 372*, 2509–2520.

［32］Le, D. T., Uram, J. N., Wang, H., Bartlett, B., Kemberling, H., Eyring, A., Azad, N. S., Laheru, D., Donehower, R. C., Crocenzi, T. S., Goldberg, R. M., Fisher, G. A., Lee, J. J., Greten, T. F., Koshiji, M., Kang, S. P., Anders, R. A., Eshleman, J. R., Vogelstein, B., & Diaz, L. A. (2016). Programmed death-1 blockade in mismatch repair deficient colorectal cancer. *Journal of Clinical Oncology, 34*(15_suppl), 103.

［33］Le, D. T., Durham, J. N., Smith, K. N., Wang, H., Bartlett, B. R., Aulakh, L. K., Lu, S.,

Kemberling, H., Wilt, C., Luber, B. S., Wong, F., Azad, N. S., Rucki, A. A., Laheru, D., Donehower, R., Zaheer, A., Fisher, G. A., Crocenzi, T. S., Lee, J. J., Greten, T. F., Duffy, A. G., Ciombor, K. K., Eyring, A. D., Lam, B. H., Joe, A., Kang, S. P., Holdhoff, M., Danilova, L., Cope, L., Meyer, C., Zhou, S., Goldberg, R. M., Armstrong, D. K., Bever, K. M., Fader, A. N., Taube, J., Housseau, F., Spetzler, D., Xiao, N., Pardoll, D. M., Papadopoulos, N., Kinzler, K. W., Eshleman, J. R., Vogelstein, B., Anders, R. A., & Diaz, L. A., Jr. (2017). Mismatch repair deficiency predicts response of solid tumors to PD-1 blockade. *Science, 357*, 409–413.

[34] Lee, J. M., Cimino-Mathews, A., Peer, C. J., Zimmer, A., Lipkowitz, S., Annunziata, C. M., CAO, L., Harrell, M. I., Swisher, E., Houston, N., Botesteanu, D. A., Taube, J. M., Thompson, E., Ogurtsova, A., Xu, H. Y., Nguyen, J., Ho, T. W., Figg, W. D., & Kohn, E. C. (2017). Safety and clinical activity of the programmed death-ligand 1 inhibitor durvalumab in combination with poly (ADP-Ribose) polymerase inhibitor olaparib or vascular endothelial growth factor receptor 1-3 inhibitor cediranib in women's cancers: A dose-escalation, phase I study. *Journal of Clinical Oncology, 35*, 2193.

[35] Liu, Y. X., Wang, X. S., Wang, Y. F., Hu, X. C., Yan, J. Q., Zhang, Y. L., Wang, W., Yang, R. J., Feng, Y. Y., GAO, S. G., & FENG, X. S. (2016). Prognostic significance of PD-L1 expression in patients with gastric cancer in East Asia: A meta-analysis. *Oncotargets and Therapy, 9*, 2649–2654.

[36] Morris, V. K., Salem, M. E., Nimeiri, H., Iqbal, S., Singh, P., Ciombor, K., Polite, B., Deming, D., Chan, E., Wade, J. L., Xiao, L. C., Bekaii-Saab, T., Vence, L., Blando, J., Mahvash, A., Foo, W. C., Ohaji, C., Pasia, M., Bland, G., Ohinata, A., Rogers, J., Mehdizadeh, A., Banks, K., Lanman, R., Wolff, R. A., Streicher, H., Allison, J., Sharma, P., & Eng, C. (2017). Nivolumab for previously treated unresectable metastatic anal cancer (NCI9673): A multicentre, single-arm, phase 2 study. *The Lancet Oncology, 18*, 446–453.

[37] Muro, K., Chung, H. C., Shankaran, V., Geva, R., Catenacci, D., Gupta, S., Eder, J. P., Golan, T., Le, D. T., Burtness, B., Mcree, A. J., Lin, C. C., Pathiraja, K., Lunceford, J., Emancipator, K., Juco, J., Koshiji, M., & Bang, Y. J. (2016). Pembrolizumab for patients with PD-L1-positive advanced gastric cancer (KEYNOTE-012): A multicentre, open-label, phase 1b trial. *The Lancet Oncology, 17*, 717–726.

[38] Nanda, R., Chow, L. Q., Dees, E. C., Berger, R., Gupta, S., Geva, R., Pusztai, L., Pathiraja, K., Aktan, G., Cheng, J. D., Karantza, V., & Buisseret, L. (2016). Pembrolizumab in patients with advanced triple-negative breast cancer: Phase Ib KEYNOTE-012 study. *Journal of Clinical Oncology, 34*, 2460–2467.

[39] Nghiem, P. T., Bhatia, S., Lipson, E. J., Kudchadkar, R. R., Miller, N. J., Annamalai, L., Berry, S., Chartash, E. K., Daud, A., Fling, S. P., Friedlander, P. A., Kluger, H. M., Kohrt, H. E., Lundgren, L., MARGOLIN, K., MITCHELL, A., Olencki, T., Pardoll, D. M., Reddy, S. A., Shantha, E. M., Sharfman, W. H., Sharon, E., Shemanski, L. R., Shinohara, M. M., Sunshine, J. C., Taube, J. M., Thompson, J. A., Townson, S. M., Yearley, J. H., Topalian, S. L., & Cheever, M. A. (2016). PD-1 blockade with pembrolizumab in advanced merkel-cell carcinoma. *The New England Journal of Medicine, 374*, 2542–2552.

[40] Ohigashi, Y., Sho, M., Yamada, Y., Tsurui, Y., Hamada, K., Ikeda, N., Mizuno, T.,

Yoriki, R., Kashizuka, H., Yane, K., Tsushima, F., Otsuki, N., Yagita, H., Azuma, M., & Nakajima, Y. (2005). Clinical significance of programmed death-1 ligand-1 and programmed death-1 ligand-2 expression in human esophageal cancer. *Clinical Cancer Research, 11*, 2947–2953.

[41] Ott, P. A., Bang, Y. J., Berton-Rigaud, D., Elez, E., Pishvaian, M. J., Rugo, H. S., Puzanov, I., Mehnert, J. M., Aung, K. L., Lopez, J., Carrigan, M., Saraf, S., Chen, M., & Soria, J. C. (2017). Safety and antitumor activity of pembrolizumab in advanced programmed death ligand 1-positive endometrial cancer: Results from the KEYNOTE-028 study. *Journal of Clinical Oncology, 35*, 2535–2541.

[42] Overman, M. J., Lopez, C. D., Benson, A., Neelapu, S. S., Mettu, N. B., Ko, A. H., Chung, V. M., Nemunaitis, J. J., Reeves, J. A., Bendell, J. C., Philip, P. A., Dalal, R., Fardis, M., Greer, J., Wang, X. L., Inamdar, S., Lannutti, B. J., Rothbaum, W., Izumi, R., & Javle, M. M. (2016). A randomized phase 2 study of the Bruton tyrosine kinase (Btk) inhibitor acalabrutinib alone or with pembrolizumab for metastatic pancreatic cancer (mPC). *Journal of Clinical Oncology, 34*(15_suppl), 4130.

[43] Overman, M. J., Mcdermott, R., Leach, J. L., Lonardi, S., Lenz, H. J., Morse, M. A., Desai, J., Hill, A., Axelson, M., Moss, R. A., Goldberg, M. V., Cao, Z. A., Ledeine, J. M., Maglinte, G. A., Kopetz, S., & Andre, T. (2017). Nivolumab in patients with metastatic DNA mismatch repair-deficient or microsatellite instability-high colorectal cancer (CheckMate 142): An open-label, multicentre, phase 2 study. *The Lancet Oncology, 18*, 1182–1191.

[44] Palefsky, J. M., Giuliano, A. R., Goldstone, S., Moreira, E. D., Aranda, C., Jessen, H., Hillman, R., Ferris, D., Coutlee, F., Stoler, M. H., Marshall, J. B., Radley, D., Vuocolo, S., Haupt, R. M., Guris, D., & Garner, E. I. O. (2011). HPV Vaccine against anal HPV infection and anal intraepithelial neoplasia. *The New England Journal of Medicine, 365*, 1576–1585.

[45] Rizvi, N. A., Hellmann, M. D., Snyder, A., Kvistborg, P., Makarov, V., Havel, J. J., Lee, W., Yuan, J., Wong, P., Ho, T. S., Miller, M. L., Rekhtman, N., Moreira, A. L., Ibrahim, F., Bruggeman, C., Gasmi, B., Zappasodi, R., Maeda, Y., Sander, C., Garon, E. B., Merghoub, T., Wolchok, J. D., Schumacher, T. N., & Chan, T. A. (2015). Cancer immunology. Mutational landscape determines sensitivity to PD-1 blockade in non-small cell lung cancer. *Science, 348*, 124–128.

[46] Royal, R. E., Levy, C., Turner, K., Mathur, A., Hughes, M., Kammula, U. S., Sherry, R. M., Topalian, S. L., Yang, J. C., Lowy, I., & Rosenberg, S. A. (2010). Phase 2 trial of single agent Ipilimumab (anti-CTLA-4) for locally advanced or metastatic pancreatic adenocarcinoma. *Journal of Immunotherapy, 33*, 828–833.

[47] Sabatier, R., Finetti, P., Mamessier, E., Adelaide, J., Chaffanet, M., Ali, H. R., Viens, P., Caldas, C., Birnbaum, D., & Bertucci, F. (2015). Prognostic and predictive value of PD-L1 expression in breast cancer. *Oncotarget, 6*, 5449–5464.

[48] Salgado, R., Denkert, C., Demaria, S., Sirtaine, N., Klauschen, F., Pruneri, G., Wienert, S., Van Den Eynden, G., Baehner, F. L., Penault-Llorca, F., Perez, E. A., Thompson, E. A., Symmans, W. F., Richardson, A. L., Brock, J., Criscitiello, C., Bailey, H., Ignatiadis, M., FLORIS, G., Sparano, J., Kos, Z., Nielsen, T., Rimm, D. L., Allison, K. H., Reis-Filho, J. S., Loibl, S., Sotiriou, C., Viale, G., Badve, S., Adams, S., Willard-Gallo, K.,

Loi, S., & INTERNATIONAL, T. W. G. (2015). The evaluation of tumor-infiltrating lymphocytes (TILs) in breast cancer: Recommendations by an International TILs working group 2014. *Annals of Oncology, 26*, 259–271.

[49] Schellens, J. H. M., Marabelle, A., Zeigenfuss, S., Ding, J., Pruitt, S. K., & Chung, H. C. (2017). Pembrolizumab for previously treated advanced cervical squamous cell cancer: Preliminary results from the phase 2 KEYNOTE-158 studye. *Journal of Clinical Oncology, 35*(15_suppl), 5514.

[50] Segal, N. H., Parsons, D. W., Peggs, K. S., Velculescu, V., Kinzler, K. W., Vogelstein, B., & Allison, J. P. (2008). Epitope landscape in breast and colorectal cancer. *Cancer Research, 68*, 889–892.

[51] Segal, N. H., Antonia, S. J., Brahmer, J. R., Maio, M., Blake-Haskins, A., Li, X., Vasselli, J., Ibrahim, R. A., Lutzky, J., & Khieif, S. (2014). Preliminary data from a multi-arm expansion study of MEDI4736, an anti-PD-L1 antibody. *Journal of Clinical Oncology, 32*(15_suppl), 3002.

[52] Segal, N. H., Ou, S. H. I., Balmanoukian, A. S., Massarelli, E., Brahmer, J. R., Weiss, J., Schoffski, P., Antonia, S. J., Massard, C., Zandberg, D. P., Maher, C., Khleif, S., Jin, X., Rebelatto, M., Steele, K., Antal, J., Gupta, A., & Spreafico, A. (2016). Updated safety and efficacy of durvalumab (MEDI4736), an anti-PD-L1 antibody, in patients from a squamous cell carcinoma of the head and neck (SCCHN) expansion cohort. *Annals of Oncology, 27.*

[53] Topalian, S. L., Hodi, F. S., Brahmer, J. R., Gettinger, S. N., Smith, D. C., Mcdermott, D. F., Powderly, J. D., Carvajal, R. D., Sosman, J. A., Atkins, M. B., Leming, P. D., Spigel, D. R., Antonia, S. J., Horn, L., Drake, C. G., Pardoll, D. M., Chen, L., Sharfman, W. H., Anders, R. A., Taube, J. M., Mcmiller, T. L., Xu, H., Korman, A. J., Jure-Kunkel, M., Agrawal, S., Mcdonald, D., Kollia, G. D., Gupta, A., Wigginton, J. M., & Sznol, M. (2012). Safety, activity, and immune correlates of anti-PD-1 antibody in cancer. *The New England Journal of Medicine, 366*, 2443–2454.

[54] Varga, A., Piha-Paul, S. A., Ott, P. A., Mehnert, J. M., Berton-Rigaud, D., Johnson, E. A., Cheng, J. D., Yuan, S., Rubin, E. H., & Matei, D. E. (2015). Antitumor activity and safety of pembrolizumab in patients (pts) with PD-L1 positive advanced ovarian cancer: Interim results from a phase Ⅰb study. *Journal of Clinical Oncology, 33*(15_suppl), 5510.

[55] Wang, B. J., Bao, J. J., Wang, J. Z., Wang, Y., Jiang, M., Xing, M. Y., Zhang, W. G., Qi, J. Y., Roggendorf, M., Lu, M. J., & Yang, D. L. (2011). Immunostaining of PD-1/PD-Ls in liver tissues of patients with hepatitis and hepatocellular carcinoma. *World Journal of Gastroenterology, 17*, 3322–3329.

[56] Weber, J. S., D'angelo, S. P., Minor, D., Hodi, F. S., Gutzmer, R., Neyns, B., Hoeller, C., Khushalani, N. I., Miller, W. H., Lao, C. D., Linette, G. P., Thomas, L., Lorigan, P., Grossmann, K. F., Hassel, J. C., Maio, M., Sznol, M., Ascierto, P. A., Mohr, P., Chmielowski, B., Bryce, A., Svane, I. M., Grob, J. J., Krackhardt, A. M., Horak, C., Lambert, A., Yang, A. S., & Larkin, J. (2015). Nivolumab versus chemotherapy in patients with advanced melanoma who progressed after anti-CTLA-4 treatment (CheckMate 037): A randomised, controlled, open-label, phase 3 trial. *The Lancet Oncology, 16*, 375–384.

［57］Zhang, M. H., Dong, Y. D., Liu, H. T., Wang, Y., Zhao, S., Xuan, Q. J., Wang, Y., & Zhang, Q. Y. (2016). The clinicopathological and prognostic significance of PD-L1 expression in gastric cancer: A meta-analysis of 10 studies with 1,901 patients. *Scientific Reports, 94*(6), e515.

第9章 免疫检查点抑制剂治疗免疫相关不良事件的管理

Lisa Kottschade

简介

在过去的十年里，肿瘤治疗的蓝图发生了巨大的变化。从传统的细胞毒化疗药物、小分子抑制剂，到免疫检查点抑制剂治疗，呈爆发式发展，肿瘤治疗的模式将不会再一成不变。然而，这些进展同时也伴随着新的毒性和疾病。由于免疫检查点抑制剂治疗的毒性与免疫系统的过度激活直接相关，其副作用与化疗和（或）小分子治疗明显不同。此外，化疗和小分子药物的相关副作用通常在停药后自行消除，而免疫检查点抑制剂治疗的毒性可能会延迟发作，并在停药后持续数月。因此，早期识别和干预免疫检查点抑制剂治疗的副作用是降低不良反应发生率和死亡率的必要条件。

虽然免疫检查点抑制剂治疗的三个主要类别（CTLA-4 抑制剂、PD-1 抑制剂和 PD-L1 抑制剂）针对免疫系统的不同靶点发挥作用，但它们的不良反应谱是相似和重叠的，因此免疫相关不良事件（immue-related adverse events，irAEs）的治疗在不同药物类别中具有一定的普遍性。irAEs 通常按器官系统分类；然而，对免疫相关不良事件的处理（除少数特例之外）是一种平衡机体免疫系统功能的行为，旨在抑制免疫反应以逆转特定的不良反应，同时也不会失去对肿瘤的疗效。

irAEs 最常累及的器官是胃肠道、皮肤和内分泌系统。肺、神经系统、血液系统和心脏的发生率较低，但往往更严重。

胃肠道

胃肠道的免疫相关不良事件通常为腹泻、结肠炎和自身免疫性肝毒性（Beck 等，2006；Bertrand 等，2015；Eigentler 等，2016；Hodi 等，2014；Huffman 等，2017；Kim 等，2013；Kottschade 等，2016）。腹泻、结肠炎最常见于 CTLA-4 抑制剂单药治疗和与 PD-1 抑制剂的联合治疗中（Hodi 等，2010；Postow 等，2015；Robert 等，2011，2015a、b;Wolchok 等，2013）。

发生率从单一 CTLA-4 抑制剂治疗的 30%（任何级别）到联合 CTLA-4 抑制剂 /PD-1 抑制剂治疗的约 50%（任何级别）不等（Hodi 等，2010；Postow 等，2015; Robert 等，2011, 2015a、b；Wolchok 等，2013）。值得注意的是，这种性质的胃肠道副作用在单独 PD-1 抑制剂治疗中并不常见，其中不到 20% 的患者出现腹泻、结肠炎（Robert 等，2015a、b；Co，2014）。症状表现从大便数量的轻微增加、腹泻，到脱水并需要住院治疗。虽然致命性的肠穿孔罕见，但其强调了早期肠道毒性识别和治疗的必要性（Larkin 等，2015; Eggermont 等，2015）。仔细评估患者的排便习惯对于早期发现和干预胃肠道毒性至关重要。临床医生应同时评估患者排便次数和粪便的黏稠度，临床重要提示信息包括：便血、黏液便、发热、腹痛和（或）脱水迹象（低血压、虚脱）。大多数 1 级腹泻患者（排大便次数每 24 小时增加不超过 4 次）可采用保守方法进行治疗（Kottschade 等，2016），其中包括清淡饮食（BRAT 饮食），增加液体量，同时密切监测粪便量有无增加。

临床医生应谨慎并尽量避免使用止泻药，因为这些药物可掩盖症状恶化，且对任何潜在的结肠炎均没有疗效。1 级腹泻患者通常可以在严密观察下继续进行免疫治疗。2 级以上腹泻患者需要进行干预，通常可使用激素（激素剂量 ≤ 10mg 泼尼松或等效物）以防止症状进一步加重。对 2 级腹泻患者应进行持续激素治疗，直到症状恢复到 1 级及以下。3 级或更重的腹泻患者可能需要停止治疗，但以下例外：由于 CTLA-4 抑制剂药物通常更容易引起腹泻，恢复到 2 级以下并停止使用类固醇药物的患者可以重新尝试单药 PD-1 抑制剂治疗，包括那些在双药联合时出现腹泻的患者。对于 3 级或更高级别的腹泻患者，或任何级别的激素难治性腹泻患者，应由消化科医生进行评估，并通过乙状结肠镜和（或）结肠镜检查来评估结肠炎的程度，并评估是否需要使用生物调节剂来治疗腹泻（Kottschade 等，2016）。

肝毒性是 T 细胞浸润导致肝细胞炎症的直接结果（Weber 等，2013）。如果不治疗，自身免疫性肝炎会导致肝功能衰竭，最终死亡。患者在常规肝功能检测（routine liver function tests，LFTs）中常表现为无症状的转氨酶升高和（或）高胆红素血症（Weber 等，2013）。每次输注免疫检查点抑制剂治疗前，应根据以下实验室检查数值对患者进行评估：谷草转氨酶（AST）、谷丙转氨酶（ALT）、碱性磷酸酶、总胆红素和直接胆红素。此外，出现腹痛、极度疲劳和（或）黄疸的患者也应立即进行自身免疫性肝炎的评估。所有患者均应排除引起上述症状的其他原因，特别是肿瘤肝转移进展。免疫检查点抑制剂相关肝毒性的处理措施概括如下：1 级，在免疫检查点抑制剂治疗期间每周仔细监测 LFTs。2 级及以上，在应用免疫检查点抑制剂的同时加用激素治疗。同时每周监测 2 次 LFTs，直到恢复至 1级及以下。一旦 LFTs 稳定和（或）开始下降，可以逐渐减少激素，并继续频繁监测 LFTs。因为自身免疫性肝炎可以重新出现，症状缓解后再次使用免疫检查点抑制剂治疗时需要仔细监测 LFTs。患有 3 级或更高级别的自身免疫性肝炎在激素治疗后复发的患者应咨询肝病学家进行进一步治疗（Huffman 等，2017）。

皮肤

皮肤毒性是免疫检查点抑制剂治疗最常见的免疫相关不良事件。患者通常会出现斑丘疹，类似于药物反应，经常出现严重瘙痒（Hodi 等，2003）。值得注意的是，患者可在没有肉眼可见的皮损情况下出现瘙痒症状。皮疹更常见于 CTLA-4 抑制剂治疗（单药治疗发病率约 40%，联合治疗发病率高达 70%），单药 PD-1 抑制剂或 PD-L1 治疗的发病率约为 25%（Postow 等，2015；Wolchok 等，2013；Ibrahim 等，2011；Weber等，2012）。皮肤毒性的分级和后续治疗通常是基于皮损累及的体表面积（body surface area，BSA）。1 级皮疹患者（BSA<20%）通常可以保守地使用抗组胺药和局部类固醇治疗。只要症状没有恶化和（或）病变明显增加，可以继续谨慎应用免疫检查点抑制剂治疗。对于出现 2 级皮疹（BSA20%~50%）的患者，治疗应包括添加低剂量激素（约 0.5~1mg/kg 泼尼松或等效物），并暂停免疫检查点抑制剂，直至改善到 1 级及以下，同时类固醇剂量已逐渐减少到 10mg 泼尼松或等效物。虽然口服类固醇可以迅速清除皮疹，但应注意的是，类固醇剂量的迅速减少可能导

致皮疹急性反弹。3级（BSA>50%）及以上的皮疹和（或）对激素不敏感的皮疹患者应提高激素的剂量，并转诊至皮肤科治疗。对于3级及以上的皮肤毒性的患者，一般应立即停止免疫检查点抑制剂治疗。对于有水疱样病变、发热或口腔黏膜或生殖器区域病变的患者，应立即进行评估，以排除更严重的情况，包括重症多形红斑（Steven's Johnson综合征）或中毒性表皮坏死松解症。

内分泌毒性

内分泌系统的免疫相关不良事件通常分为两类，一类涉及甲状腺，另一类涉及垂体 - 性腺 - 肾上腺（pitutary-gonadal-adrenat，PGA）轴（Bertrand等，2015；Larkin等，2015；Gonzalez-Rodriguez和Rodriguez-Abreu，2016）。内分泌系统疾病的诊断可能很难分类，因为许多患者会出现全身性症状（如疲劳、轻度头痛等）。因此，这类免疫相关不良事件常被误诊。此外，患者可能因其他免疫相关不良事件使用激素，使内分泌相关的免疫相关不良事件在这段时间内被掩盖，仅在激素逐渐减少（例如继发性肾上腺功能不全）时才变得明显，而其病因（例如免疫相关不良事件与长期使用类固醇）几乎不可能被识别（Beck等，2006；Ryder等，2014）。

甲状腺功能异常可分为两种：甲状腺功能亢进和甲状腺功能减退。最常见的情况是常规监测患者甲状腺功能，出现无症状的促甲状腺激素（TSH）降低，以及高游离 T_4 和（或）T_3。一些患者会有短暂应用心动过速，这需要暂时应用低剂量 β 受体阻滞剂。通常，这一阶段的甲状腺炎将在 4~6 周内自行消退，甲状腺功能可恢复至正常水平，不需要进一步干预（Kottschade等，2016；Ryder等，2014）。然而，部分患者可出现明显的甲状腺功能减退（定义为 TSH>10mIU/L）。出现明显甲状腺功能减退和（或）出现症状性甲状腺功能减退的患者应开始甲状腺激素替代治疗（Kottschade等，2016; Ryder等，2014）。通常，左甲状腺素的起始替代剂量为 1.6μg/kg，无症状和（或）已有心脏病的患者可在稍低剂量下开始。

在免疫检查点抑制剂治疗期间，患者应每 3~6 周检查 1 次甲状腺功能，并根据需要调整左甲状腺素的剂量，使 TSH 值保持在 0.5~4mIU/L 的正常参考范围内（Kottschade 等，2016；Ryder 等，2014）。孤立性自身免疫性甲状腺炎患者可以继续接受免疫检查点抑制剂治疗，几乎不影响治疗周期。

　　PGA 轴功能障碍通常表现为垂体炎（Ryder 等，2014；Corsello 等，2013）。垂体炎患者通常会出现急性严重头痛、恶心，可能表现为呕吐和深度疲劳。考虑到这些症状与急性颅内转移性疾病的相似性，临床医生应进行细致的鉴别诊断。垂体炎的诊断通常基于皮质醇水平早晨减低、甚至无法检测到和低促肾上腺皮质激素水平（Corsello 等，2013）。在这些情况下，建议患者使用磁共振成像（MRI）来排除颅内疾病和其他免疫治疗相关的神经系统疾病（如脑炎），MRI 也有助于诊断垂体功能障碍；但是，在进行 MRI 检查时，应要求影像科医生对垂体进行特定的成像，因为这些检查通常不是常规检查的一部分。需要注意的是，在垂体炎的急性期，大约 75% 的患者在 MRI 成像上会出现垂体的信号增强或体积增大（Corsello 等，2013）。治疗这种免疫相关不良事件的中心理念是减少垂体炎症，从而减轻相关症状。大多数患者需要使用 1mg/kg 以上剂量泼尼松（或等效物）来缓解症状，有些症状严重的患者起始剂量高达 2mg/kg，并可能需要住院治疗（Kottschade 等，2016）。然而，与其他免疫相关不良事件不同的是，大剂量激素可在 1~2 周内缓解垂体炎的急性症状，此后激素可更快速地减至生理替代水平（前提是不存在其他免疫相关不良事件）（Kottschade 等，2016）。不幸的是，大多数患者会遗留永久性继发性肾上腺功能不全，需要终生接受糖皮质激素替代治疗。值得注意的是，应在急性期暂停使用免疫检查点抑制剂；直到患者症状缓解，同时泼尼松的剂量逐渐减少至较低且无症状复发，再恢复使用免疫检查点抑制剂。虽然罕见，但这些药物可导致原发性肾上腺功能不全（肾上腺危象）（Hodi 等，2010；Corsello 等，2013；Brahmer 等，2012；Hamid 等，2013）。这是一种危及生命的紧急情况，需要立即识别和治疗，以减少发病率和病死率。患者应该立即停止使用免疫检查点抑制剂，直到症状消失、电解质正常、类固醇用量逐渐减少。

肺毒性

虽然不是常见的免疫相关不良事件，但肺毒性发生和进展迅速并导致严重的不良事件，甚至死亡。肺毒性或肺炎（通常表现形式）起始较为隐匿，初始仅表现为轻微咳嗽和运动时轻微呼吸困难，但可迅速发展为低氧血症，伴有明显的呼吸衰竭（Postow 等，2015；Wolchok 等，2013；Larkin 等，2015）。由于免疫检查点抑制剂相关肺损伤常被误诊为细菌性肺炎，人们对这种免疫相关不良事件往往认识错误、治疗不足。标准的胸部平片检查通常会发现肺野一些小的变化和（或）实变，因此患者常被诊断为"肺炎"。患者随后常接受不适当的抗生素治疗，并经常继续使用免疫检查点抑制剂。肺炎的实际发病率在不同的恶性肿瘤以及不同的治疗方案中有所不同（Hodi 等，2010、2014；Postow 等，2015；Robert 等，2015a、b；Wolchok 等，2013；Larkin 等，2015；Hamid 等，2013；Ribas 等，2013；Sznol 等，2017；Topalian 等，2012）。肺炎在单一 PD-1 抑制剂治疗中往往比单一 CTLA-4 抑制剂治疗中发病率更高（Hodi 等，2010；Postow 等，2015；Robert 等，2015a、b；Wolchok 等，2013；Larkin 等，2015；Sznol 等，2017）。免疫检查点抑制剂联合治疗往往有更高的发生率。此外，在原发性肺癌患者和（或）既往肺辐射患者中的发生率似乎更高（Postow 等，2015；Wolchok 等，2013；Sznol 等，2017；Brahmer 等，2015）。

对怀疑患有肺毒性的患者，应检查以下内容：系统的呼吸系统病史（评估可能影响诊断的其他因素）、脉搏血氧测定、胸部横断面放射学图像（如 CT 扫描）、肺功能测试以及支气管镜检查排除感染性疾病（Kottschade 等，2016）。然而，应注意的是，在发现放射浸润或间质性炎症的情况下，尤其是对有症状的患者，在等待病原学检查结果时，不应停用激素，因为这些患者在停用激素后会经历严重的快速恶化（Kottschade 等，2016）。对于具有 1 级肺毒性（仅限放射线检查结果）的患者，通常可以在仔细监测的情况下继续接受免疫治疗，包括更频繁的胸部横截面成像检查。2 级或更高肺毒性的患者应停止免疫治疗，并使用全身性激素。应密切监测患者的呼吸状态和缺氧情况。血氧饱和度异常的患者应住院治疗，并接受大剂量激素静脉注射（甲泼尼龙 500~1000mg/d），直到呼吸状态改善（Kottschade 等，2016）。

激素难治性或激素不能迅速改善的患者应进行支气管镜检查，以便进一步明确诊断（Kottschade 等，2016）。一旦泼尼松逐渐减少至每日 10mg，2 级毒性患者可再次接受免疫检查点抑制剂治疗。3 级或 4 级肺毒性的患者不应接受进一步的免疫检查点抑制剂治疗，因其可能会加重呼吸系统损害。

肾毒性

在免疫检查点抑制剂治疗期间，患者很少会出现肾毒性。肾毒性通常表现为急性间质性肾炎。肾毒性的发生率相对较低，从单一 PD-1 试验中的约 1% 到接受双检查点抑制剂治疗（PD-1 抑制剂和 CTLA-4 抑制剂）的患者中的 3%~4%（Fadel 等，2009；Izzedine 等，2014；Voskens 等，2013）。常规监测包括基线和每次免疫检查点抑制剂治疗前的血清肌酐水平。肌酐水平的升高可能是反映肾毒性的早期指标，应密切监测。肌酐轻度升高（1 级）的患者通常可以继续免疫检查点抑制剂治疗，并需要频繁监测每周肌酐水平。2 级或以上肾毒性的患者应停止治疗，并转诊请肾脏病学家进行进一步的检查和考虑肾活检以排除急性间质性肾炎。患者应开始服用激素以防止肾损害加重（2 级：泼尼松 0.5mg/kg；3 级或 4 级：泼尼松 1~2mg/kg），直到肾毒性等级降至 2 级或更低后，在密切监测肾功能的基础上谨慎恢复使用免疫检查点抑制剂。

神经毒性

虽然罕见（1% 以下），但神经毒性可能十分严重并危及生命。即使在中断免疫检查点抑制剂治疗后，这些毒性仍可能出现。神经毒性可从周围神经病变或神经炎到脑炎和格林 - 巴利综合征（acute inflammatory demyelinating polyneuropathy，AIDP；急性炎症性脱髓鞘性多发性神经病）（Sznol 等，2017；Bompaire 等，2012；Bot 等，2013；Hunter 等，2009；Johnson 等，2013；Wilgenhof 和 Neyns，2011）。这些神经毒作用和许多中枢神经系统转移的临床表现类似，因此必须在尽快排除中枢转移后考虑免疫检查点抑制剂的相关神经毒性作用，并在诊断成立后要紧急干预，以防止出现严重不良事件和（或）死亡。神经毒性的治疗取决于其类型和严重程度，应与神经疾病学家合作进行。1 级周围神经病变（peripheral neuropathy，PN）患者应密切观察，2 级 PN 患者应停止治疗。3 级或 4 级 PN 患者应永久停止治疗。发生严重神经毒性（如 AIDP）的患者应永久性停止免疫检查点抑制剂治疗。

眼毒性

文献报道了采用免疫检查点抑制剂治疗后不良事件为葡萄膜炎、鼻出血、虹膜炎、结膜炎和眼眶炎症，最不常见的是葡萄膜炎（Brahmer 等，2012；Abdel-Rahman 等，2017；Robinson 等，2004；Wolchok 等，2010）。患者出现任何眼部症状（即眼睛疼痛、光线不耐受或视力变化）应立即咨询眼科医生进行适当的检查和治疗。对于那些在没有其他症状（即疼痛）的情况下只有轻度干眼症的患者，建议他们使用润滑滴眼液，症状有任何变化时应告知医生。那些眼毒性更严重的患者可能需要使用局部激素滴剂和（或）眼内注射。很少有患者需要口服激素治疗。

风湿毒性

文献中最近的病例报告显示，接受免疫检查点抑制剂治疗的患者可出现类似于风湿病样综合征的副作用。症状包括口干和眼干（类似 SICCA 综合征）、炎性关节炎和银屑病（Sznol 等，2017；Fadel 等，2009）。由于这些综合征相对罕见，应将患者转诊至风湿病学家进一步诊断和治疗。虽然一些症状较轻的患者可以谨慎继续免疫检查点抑制剂治疗，但其他患者则需要停止并使用激素或其他免疫调节剂进行干预。

结论

虽然免疫检查点抑制剂为肿瘤患者提供了新的希望，但与这类药物相关的毒副作用与迄今为止在肿瘤治疗中所阐述的任何不良反应完全不同。免疫相关不良事件是独特的，因为它们是免疫系统操作和刺激的直接结果，其处理与化疗和（或）小分子抑制剂不同。与其他抗肿瘤药物的副作用不同，通常不能通过简单的停药或剂量调整来解决免疫相关不良事件，并且常需要激素或其他药物的干预来抑制免疫反应。随着免疫检查点抑制剂在实体肿瘤和血液恶性肿瘤中的迅速推广和应用，早期识别并适当处理免疫相关不良事件以防止长期发病是至关重要的。

（袁家佳 译；彭智 审校）

参考文献

［1］Abdel-Rahman, O., Oweira, H., Petrausch, U., Helbling, D., Schmidt, J., Mannhart, M., et al. (2017). Immune-related ocular toxicities in solid tumor patients treated with immune checkpoint inhibitors: A systematic review. *Expert Review of Anticancer Therapy, 17*(4), 387–394.

［2］Beck, K. E., Blansfield, J. A., Tran, K. Q., Feldman, A. L., Hughes, M. S., Royal, R. E., et al. (2006). Enterocolitis in patients with cancer after antibody blockade of cytotoxic T-lymphocyte-associated antigen 4. *Journal of Clinical Oncology, 24*(15), 2283–2289.

［3］Bertrand, A., Kostine, M., Barnetche, T., Truchetet, M. E., & Schaeverbeke, T. (2015). Immune related adverse events associated with anti-CTLA-4 antibodies: Systematic review and meta-analysis. *BMC Medicine, 13*, 211.

［4］Bompaire, F., Mateus, C., Taillia, H., De Greslan, T., Lahutte, M., Sallansonnet-Froment, M., et al. (2012). Severe meningo-radiculo-neuritis associated with ipilimumab. *Investigational New Drugs, 30*(6), 2407–2410. https://doi.org/10.1007/s10637-011-9787-1. Epub 2012 Jan 11.

［5］Bot, I., Blank, C. U., Boogerd, W., & Brandsma, D. (2013). Neurological immune-related adverse events of ipilimumab. *Practical Neurology, 13*(4), 278–280. https://doi.org/10.1136/practneurol- 2012-000447. Epub 2013 Mar 13.

［6］Brahmer, J. R., Tykodi, S. S., Chow, L. Q., Hwu, W. J., Topalian, S. L., Hwu, P., et al. (2012). Safety and activity of anti-PD-L1 antibody in patients with advanced cancer. *The New England Journal of Medicine, 366*(26), 2455–2465. https://doi.org/10.1056/NEJMoa1200694. Epub 2012 Jun 2.

［7］Brahmer, J., Reckamp, K. L., Baas, P., Crino, L., Eberhardt, W. E., Poddubskaya, E., et al. (2015). Nivolumab versus docetaxel in advanced squamous-cell non-small-cell lung cancer. *The New England Journal of Medicine, 373*(2), 123–135.

[8] Co, M. (2014). Keytruda (pembrolizumab) for injection: Highlights of prescribing information. Accessed 19 April 2015 at http://www.merck.com/product/usa/pi_circulars/k/ keytruda/ keytruda_pi.pdf.

[9] Corsello, S. M., Barnabei, A., Marchetti, P., De Vecchis, L., Salvatori, R., & Torino, F. (2013). Endocrine side effects induced by immune checkpoint inhibitors. *The Journal of Clinical Endocrinology and Metabolism, 98*(4), 1361–1375. https://doi.org/10.1210/jc.2012-4075. Epub 2013 Mar 7.

[10] Eggermont, A. M., Chiarion-Sileni, V., Grob, J. J., Dummer, R., Wolchok, J. D., Schmidt, H., et al. (2015). Adjuvant ipilimumab versus placebo after complete resection of high-risk stage Ⅲ melanoma (EORTC 18071): A randomised, double-blind, phase 3 trial. *The Lancet Oncology, 16*(5), 522–530.

[11] Eigentler, T. K., Hassel, J. C., Berking, C., Aberle, J., Bachmann, O., Grunwald, V., et al. (2016). Diagnosis, monitoring and management of immune-related adverse drug reactions of anti-PD- 1 antibody therapy. *Cancer Treatment Reviews, 45*, 7–18.

[12] Fadel, F., El Karoui, K., & Knebelmann, B. (2009). Anti-CTLA4 antibody-induced lupus nephritis. *The New England Journal of Medicine, 361*(2), 211–212. https://doi. org/10.1056/NEJMc0904283.

[13] Gonzalez-Rodriguez, E., Rodriguez-Abreu, D., & Spanish Group for Cancer I-B. (2016). Immune checkpoint inhibitors: Review and management of endocrine adverse events. *The Oncologist, 21*(7), 804–816.

[14] Hamid, O., Robert, C., Daud, A., Hodi, F. S., Hwu, W. J., Kefford, R., et al. (2013). Safety and tumor responses with lambrolizumab (anti-PD-1) in melanoma. *The New England Journal of Medicine, 369*(2), 134–144.

[15] Hodi, F. S., Mihm, M. C., Soiffer, R. J., Haluska, F. G., Butler, M., Seiden, M. V., et al. (2003). Biologic activity of cytotoxic T lymphocyte-associated antigen 4 antibody blockade in previously vaccinated metastatic melanoma and ovarian carcinoma patients. *Proceedings of the National Academy of Sciences of the United States of America, 100*(8), 4712–4717. Epub 2003 Apr 7.

[16] Hodi, F. S., O'Day, S. J., McDermott, D. F., Weber, R. W., Sosman, J. A., Haanen, J. B., et al. (2010). Improved survival with ipilimumab in patients with metastatic melanoma. *The New England Journal of Medicine, 363*(8), 711–723. https://doi.org/10.1056/ NEJMoa1003466. Epub 2010 Jun 5.

[17] Hodi, F. S., Lee, S., McDermott, D. F., Rao, U. N., Butterfield, L. H., Tarhini, A. A., et al. (2014). Ipilimumab plus sargramostim vs ipilimumab alone for treatment of metastatic melanoma: A randomized clinical trial. *JAMA, 312*(17), 1744–1753.

[18] Huffman, B. M., Kottschade, L. A., Kamath, P. S., & Markovic, S. N. (2017). Hepatotoxicity after immune checkpoint inhibitor therapy in melanoma: Natural progression and management. *American Journal of Clinical Oncology, 2*(2), 204–210.

[19] Hunter, G., Voll, C., & Robinson, C. A. (2009). Autoimmune inflammatory myopathy after treatment with ipilimumab. *The Canadian Journal of Neurological Sciences, 36*(4), 518–520.

[20] Ibrahim, R. A., Berman, D. M., DePril, V., Humphrey, R. W., Chen, T., Messina, M.,

et al. (2011). Ipilimumab safety profile: Summary of findings from completed trials in advanced melanoma 2011. *Journal of Clinical Oncology, 118*(1), 109–116.

[21] Izzedine, H., Gueutin, V., Gharbi, C., Mateus, C., Robert, C., Routier, E., et al. (2014). Kidney injuries related to ipilimumab. *Investigational New Drugs, 32*(4), 769–773. https://doi.org/10.1007/s10637-014-0092-7. Epub 2014 Apr 1.

[22] Johnson, D. B., Wallender, E. K., Cohen, D. N., Likhari, S. S., Zwerner, J. P., Powers, J. G., et al. (2013). Severe cutaneous and neurologic toxicity in melanoma patients during vemurafenib administration following anti-PD-1 therapy. *Cancer Immunology Research, 1*(6), 373–377. https://doi.org/10.1158/2326-6066.CIR-13-0092.

[23] Kim, K. W., Ramaiya, N. H., Krajewski, K. M., Jagannathan, J. P., Tirumani, S. H., Srivastava, A., et al. (2013). Ipilimumab associated hepatitis: Imaging and clinicopathologic findings. *Investigational New Drugs, 31*(4), 1071–1077. https://doi.org/10.1007/s10637-013-9939-6. Epub 2013 Feb 14.

[24] Kottschade, L., Brys, A., Peikert, T., Ryder, M., Raffals, L., Brewer, J., et al. (2016). A multidisciplinary approach to toxicity management of modern immune checkpoint inhibitors in cancer therapy. *Melanoma Research, 26*(5), 469–480.

[25] Larkin, J., Chiarion-Sileni, V., Gonzalez, R., Grob, J. J., Cowey, C. L., Lao, C. D., et al. (2015). Combined nivolumab and ipilimumab or monotherapy in untreated melanoma. *The New England Journal of Medicine, 373*(1), 23–34.

[26] Postow, M. A., Chesney, J., Pavlick, A. C., Robert, C., Grossmann, K., McDermott, D., et al. (2015). Nivolumab and ipilimumab versus ipilimumab in untreated melanoma. *The New England Journal of Medicine, 372*(21), 2006–2017.

[27] Ribas, A., Kefford, R., Marshall, M. A., Punt, C. J., Haanen, J. B., Marmol, M., et al. (2013). Phase III randomized clinical trial comparing tremelimumab with standard-of-care chemotherapy in patients with advanced melanoma. *Journal of Clinical Oncology, 31*(5), 616–622.

[28] Robert, C., Thomas, L., Bondarenko, I., O'Day, S., Weber, J., Garbe, C., et al. (2011). Ipilimumab plus dacarbazine for previously untreated metastatic melanoma. *The New England Journal of Medicine, 364*(26), 2517–2526. https://doi.org/10.1056/NEJMoa1104621. Epub 2011 Jun 5.

[29] Robert, C., Long, G. V., Brady, B., Dutriaux, C., Maio, M., Mortier, L., et al. (2015a). Nivolumab in previously untreated melanoma without BRAF mutation. *The New England Journal of Medicine, 372*(4), 320–330. https://doi.org/10.1056/NEJMoa1412082. Epub 2014 Nov 16.

[30] Robert, C., Schachter, J., Long, G. V., Arance, A., Grob, J. J., Mortier, L., et al. (2015b). Pembrolizumab versus ipilimumab in advanced melanoma. *The New England Journal of Medicine, 372*(26), 2521–2532.

[31] Robinson, M. R., Chan, C. C., Yang, J. C., Rubin, B. I., Gracia, G. J., Sen, H. N., et al. (2004). Cytotoxic T lymphocyte-associated antigen 4 blockade in patients with metastatic melanoma: A new cause of uveitis. *Journal of Immunotherapy, 27*(6), 478–479.

[32] Ryder, M., Callahan, M., Postow, M. A., Wolchok, J., & Fagin, J. A. (2014). Endocrine-related adverse events following ipilimumab in patients with advanced melanoma: A comprehensive retrospective review from a single institution. *Endocrine-Related*

Cancer, 21(2), 371–381.

［33］Sznol, M., Ferrucci, P. F., Hogg, D., Atkins, M. B., Wolter, P., Guidoboni, M., et al. (2017). Pooled analysis safety profile of nivolumab and ipilimumab combination therapy in patients with advanced melanoma. *Journal of Clinical Oncology*, JCO2016721167.

［34］Topalian, S. L., Hodi, F. S., Brahmer, J. R., Gettinger, S. N., Smith, D. C., McDermott, D. F., et al. (2012). Safety, activity, and immune correlates of anti-PD-1 antibody in cancer. *The New England Journal of Medicine, 366*(26), 2443–2554. https://doi. org/10.1056/NEJMoa1200690. Epub 2012 Jun 2.

［35］Voskens, C. J., Goldinger, S. M., Loquai, C., Robert, C., Kaehler, K. C., Berking, C., et al. (2013). The price of tumor control: An analysis of rare side effects of anti-CTLA-4 therapy in metastatic melanoma from the ipilimumab network. *PLoS One, 8*(1), e53745. https://doi. org/10.1371/journal.pone.0053745. Epub 2013 Jan 14.

［36］Weber, J. S., Kahler, K. C., & Hauschild, A. (2012). Management of immune-related adverse events and kinetics of response with ipilimumab. *Journal of Clinical Oncology, 30*(21), 2691–2697. https://doi.org/10.1200/JCO.2012.41.6750. Epub 2012 May 21.

［37］Weber, J. S., Dummer, R., de Pril, V., Lebbe, C., & Hodi, F. S. (2013). Patterns of onset and resolution of immune-related adverse events of special interest with ipilimumab: Detailed safety analysis from a phase 3 trial in patients with advanced melanoma. *Cancer, 119*(9), 1675–1682. https://doi.org/10.1002/cncr.27969. Epub 2013 Feb 7.

［38］Wilgenhof, S., & Neyns, B. (2011). Anti-CTLA-4 antibody-induced Guillain-Barre syndrome in a melanoma patient. *Annals of Oncology, 22*(4), 991–993. https://doi. org/10.1093/annonc/ mdr028. Epub 2011 Feb 28.

［39］Wolchok, J. D., Neyns, B., Linette, G., Negrier, S., Lutzky, J., Thomas, L., et al. (2010). Ipilimumab monotherapy in patients with pretreated advanced melanoma: A randomised, double-blind, multicentre, phase 2, dose-ranging study. *The Lancet Oncology, 11*(2), 155–164. https://doi.org/10.1016/S470-2045(09)70334-1. Epub 2009 Dec 8.

［40］Wolchok, J. D., Kluger, H., Callahan, M. K., Postow, M. A., Rizvi, N. A., Lesokhin, A. M., et al. (2013). Nivolumab plus ipilimumab in advanced melanoma. *The New England Journal of Medicine, 369*(2), 122–133. https://doi.org/10.1056/NEJMoa1302369. Epub 2013 Jun 2.

第10章 患者须知

Yiyi Yan

随着免疫治疗的发展，肿瘤的治疗日新月异，不断地给肿瘤患者带来新的希望。新型的免疫治疗药物和方法正伴随着基础研究的深入不断更新。基于此，我们强烈建议患者与主治医生进行深入的沟通，制订包括参与临床试验在内的个体化的治疗方案。

与传统的化疗相比，肿瘤免疫治疗有着特殊的不良反应谱。因此对肿瘤患者而言，除了在治疗前充分接受相关不良反应的教育以外，及时向肿瘤科医生反馈不良反应出现的时间或新的不适症状也十分重要。免疫治疗相关不良反应的早期识别和治疗是患者管理的重要环节，患者对出现的常见的症状（例如腹泻）自行服用药物进行治疗是不可取的。

限于本书无法详细地讨论肿瘤免疫治疗的每一个细节，因此我们为患者推荐了以下几个网站链接以提供更为详细的信息。然而，不断地与医生进行详细有效的沟通，而不是自行对网络上大量信息进行研究，才是解决患者问题的最有效手段。

临床试验信息：

www.clinicaltrials.gov

美国癌症学会：

https://www.cancer.org/treatment/treatments-and-side-effects/treatment-types/ immunotherapy.html

Micromedex（可提供包括不良反应在内的药物信息）：

http://www.micromedexsolutions.com

（彭　智译）

索　引